Von ganzem Herzen gewidmet allen Mädchen und Frauen,
die eigenverantwortlich und aktiv zur Erhaltung ihrer kostbaren
Gesundheit beitragen möchten.
Insbesondere gewidmet meiner Enkeltochter Janina,
meiner Schwiegertochter Insa, meinen Nichten Ariane und
Patricia und meiner kleinen Großnichte Jaqueline.

Lilo Gaudszun

Zauberpflanzen zum Gesundbleiben für Mädchen und Frauen

Labyrinth

Wichtiger Hinweis: Bei den Vorschlägen der Autorin für die Anwendung der beschriebenen Heilpflanzen handelt es sich um vorbeugende Gesundheitspflege. An einigen Stellen wird auf mögliche Nebenwirkungen aufmerksam gemacht – siehe Ausrufzeichen. **!**
Das beste Mittel zur Vermeidung von Nebenwirkungen ist, sich mit den einzelnen Pflanzen wie mit dem eigenen Körper intensiv zu beschäftigen und die einschränkenden Anmerkungen zu beachten. Bei Erkrankungen sollte auf jeden Fall ärztliche Hilfe in Anspruch genommen werden.

Holbeinstraße 5, D-38106 Braunschweig

Lektorat: Dr. Juliane Molitor
Umschlag: Fotos von Ingrid und Peter Schönfelder
Graphik: Dragon Design, Stroud, GB
Druck: Ruth Printmedien, Braunschweig
ISBN 3-9806542-9-X

Liebe Freundin,

Deine Gesundheit ist Dein kostbarstes Gut. Damit Du sie Dir erhältst, lege ich Dir fünf besonders für Mädchen und Frauen wichtige heilkräftige Pflanzen - "Zauberpflanzen" - ans Herz. Wenn Du beginnst, Dich mit ihnen eng vertraut zu machen, wirst Du bald die Gestalt jeder einzelnen ganzheitlich in ihrer Ausstrahlung in Dich aufgenommen haben. Mit ihrem Zauber werden sie Dir als liebe Vertraute auf Deinen Wegen durchs Leben in gesunden und kranken Tagen zur Seite stehen.

Bist Du noch jung und unerfahren, wirst Du vielleicht denken, "Ich bin doch gesund, warum soll ich mich um Heilpflanzen kümmern? Ich habe so viel anderes zu tun!" ... Du hast Recht und doch auch wieder nicht. Mit der Zeit wirst Du an Dir selbst erfahren oder bei anderen Menschen wahrnehmen: Gesundheit ist die allerbeste Voraussetzung dafür, dass Du auf eigenen Füßen stehen, Dein Leben selbst meistern und nach Deinen Vorstellungen gestalten kannst. Willst Du voll an den Freuden des Lebens in seinen vielfältigen Formen teilnehmen und auch seinen verschiedenen Anforderungen gewachsen sein, benötigst Du eine sturmfeste Gesundheit.

Mit den fünf Zauberpflanzen, die ich Dir vorstelle, unter ihrem Schutz und mit ihren vielfältigen Verwendungsmöglichkeiten wird es Dir leicht fallen, einen Leitgedanken aus dem Ayurveda, der traditionellen indischen Naturheilkunde, zu beherzigen, der für mich mein Leben lang wichtig war: "Vermeide die Gefahr, die noch nicht gekommen ist." Warum erst durch traurige Erfahrungen lernen?! Ohne äußeren Anlaß werden die Pflanzen Dir helfen, innere Freude - Lächeln - zu empfinden. Lächeln von Herzen - in diesem Licht des Himmels blühen unsere Zauberkräuter und vollbringen ihre Wunder - auch für Dich.

Deine Lilo Gaudszun

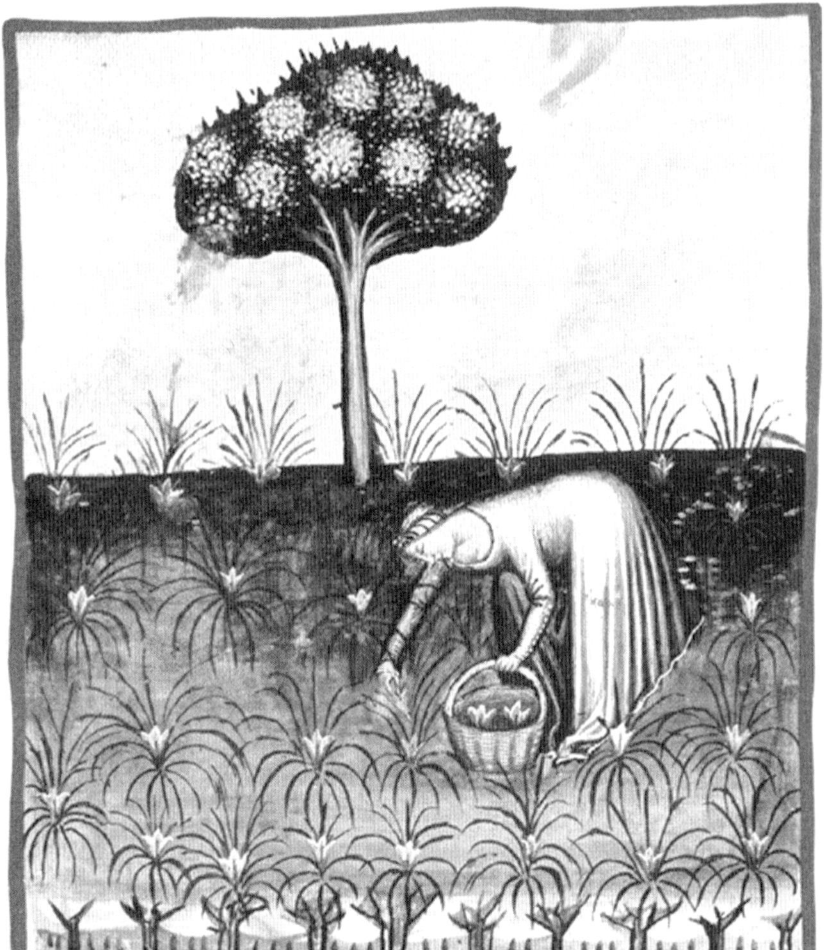

Einleitung

Nützliches mit Angenehmem zu verbinden, lernte ich als Kind gemeinsam mit meinen vier Geschwistern.

Es war die Zeit in und nach dem Zweiten Weltkrieg, Hunger und Elend dominierten. Aus dieser Not konnten wir damals zusammen mit unserer Mutter eine Tugend machen. Tatkräftig ihren eigenen Eingebungen folgend, gab sie uns Kindern Halt und Geborgenheit, packte Probleme an und wusste immer einen Rat. Zusätzlich zu dem Wenigen, das es zu essen gab, sammelten wir in der freien Natur mit Entdeckerfreude, Staunen und Überraschtsein alle essbaren Pflanzen, die wir finden konnten. So wurden wir fünf hungrigen Mäuler nicht nur satt, sondern es erschlossen sich uns immer wieder ganz unerwartet neue wohlschmeckende Genüsse.

Später in der Schule lernte ich von einer heilkundigen Lehrerin viel über die heilenden Kräfte unserer Wildpflanzen. Noch heute bin ich dieser damals schon älteren Frau sehr dankbar. Bei jeder sich bietenden Gelegenheit führte sie ihre Schulklasse hinaus in die Natur. Pflanzen wurden bestimmt, gepresst, beschriftet und Bücher angelegt. Sie vermittelte jedoch nicht nur ihr Wissen. Weit darüber hinaus wusste sie in ihren Schülerinnen und Schülern Vertrauen und Liebe zur Natur zu wecken und eine tief empfundene Ehrfurcht vor einer höheren Intelligenz, die sich verborgen und doch allgegenwärtig in der Natur offenbart. Auf dem von dieser wunderbaren Frau gelegten Fundament konnte ich später aufbauen und bemühe mich heute, mein erarbeitetes Wissen und meine Erfahrungen ebenfalls in diesem Sinne weiterzugeben.

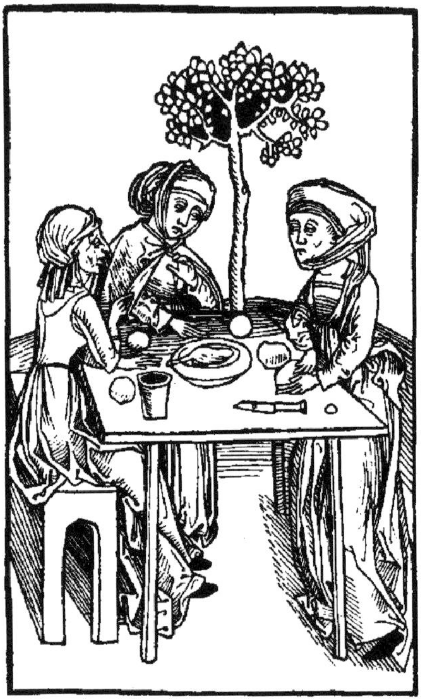

Holzschnitt aus U. Molitors "Tractatus von den bosen weibern...", Ulm 1490/91

Zu allen Zeiten und in jeder Kultur unserer Erde hat es Frauen gegeben, die im offenen Buch der Natur lesen konnten, die selbständig und unabhängig auf eigenen Füßen im Leben standen und die dankbar waren, dass sie keine fremde Hilfe brauchten und selbst helfen durften. Diesen ungewöhnlichen Frauen gab man viele Namen. Bei uns hießen sie "Kräuterhexen" und bei den Indianern zum Beispiel Medizinfrauen, die ebenso wie die Medizinmänner wichtige Persönlichkeiten waren und eine besondere Stellung in der Gemeinschaft hatten.

Die hochgeschätzten Mittel dieser Frauen waren von jeher und in allen Kulturkreisen auserwählte Pflanzen - "Zauberpflanzen"! Mit ihrer Hilfe konnten sie Krankheiten abwenden und Vorgänge zwischen Körper und Seele beeinflussen.

Das traurige Schicksal der "Kräuterhexen" in unserem Kulturkreis ist uns allen bekannt. Kein Naturvolk ist jemals so mit seinen Heilkundlerinnen umgegangen. Erstaunlicherweise lassen sich verzerrte Darstellungen der weisen Frauen, die in Gestalt hässlicher Hexen mit buckligem Rücken und warzigen Gesichtern, mit schwarzer Magie im Bunde sind und Menschen und Tieren Böses antun wollen, immer noch sehr gut vermarkten.

Im Gegensatz zu uns Menschen und auch zu den Tieren sind pflanzliche Gewächse, die fest in der Erde wurzeln und zum Licht aufstreben, gebende Wesen! Diese gebenden Wesen sorgen nicht nur dafür, dass Menschen und Tiere leben können, sondern sind auch Träger von Informationen oder "Nachrichten", die sie dem Licht entnommen haben. Wildpflanzen, die ein Höchstmaß an "Informationen" in sich tragen, wurden von den heilwissenden Frauen als "Zauberpflanzen" ausgewählt. Ihre intensiven "Lichtinformationen" helfen uns, unsere naturgegebene Ordnung ständig neu zu formieren. In Asien sagt man: In Übereinstimmung mit der Natur verwandeln Pflanzen Licht in Leben. Für die Wissenschaft sind diese Vorgänge noch keineswegs geklärt. Beispielsweise geben uns der wichtigste biochemische Vorgang auf unserer Erde, die Photosynthese, und die uns heute darüber hinaus bekannte Bio-Photonen-Strahlung (beschrieben von dem Biophysiker F.A. Popp) immer noch viele Rätsel auf.

1

Fünf Zauberpflanzen kennenlernen

– Frauenmantel, Schafgarbe, Weiße Taubnessel, Beifuß, Rainfarn –

Liebe Freundin! Wenn Du in der Natur bist, halte aufmerksam Ausschau nach den Zauberpflanzen, die ich Dir hier vorstelle. Vielleicht sind sie Dir schon lange bekannt. Wenn nicht: Versuche sie näher kennenzulernen, ohne sie sofort sammeln und nutzen zu wollen. Du wirst erstaunt sein, wie sich Dein Blick weitet und wo überall Dir unsere Zauberpflanzen begegnen. Sie grüßen Dich von zwischen den Steinen am Straßenrand, von Schutthalden, auf Wiesen, in Wald und Flur. Wenn Du sie gefunden hast, besuche sie an ihren Plätzen zu verschiedenen Zeiten im Jahreslauf, sprich vielleicht mit ihnen.
Beglückt wirst Du erfahren: Dir fällt zu, wonach Du suchst. Du findest, was Du brauchst. So wie Du die Pflanzen liebst, wird ihr Zauber Dich lieben. So wie Du das Leben liebst, liebt das Leben Dich.

Warum nur fünf Zauberpflanzen?

Vielleicht wunderst Du Dich, liebe Freundin, warum ich nur fünf und gerade diese Zauberpflanzen ausgewählt habe. Eigentlich hatte ich vor, nur über den in der traditionellen Frauenheilkunde einzigartigen

Beifuß zu schreiben. Das erschien mir dann aber doch zu einseitig, und ich habe vier weitere Frauen-Zauberpflanzen von recht unterschiedlichem Charakter hinzugewählt, um das Spektrum zu erweitern. Seit uralten Zeiten wurden diese Pflanzen erfolgreich gegen alle einem weiblichen Wesen bekannten Störungen und Beschwerden angewendet. Durch Kombinationen miteinander und mit Gewürzen lassen sich ihre, bis heute nicht ausreichend erforschten, geheimnisvollen Heilwirkungen ganz gezielt ergänzen und auch verstärken.

In vielen Kulturen unserer Erde gab und gibt es nicht nur Kraftplätze, sondern auch ganz spezifisch wirkende Kraftpflanzen. Zu den magischen Kraftpflanzen, die ganz speziell Mädchen und Frauen ansprechen, gehören unsere fünf Zauberpflanzen.

Mit diesen faszinierenden Pflanzen bin ich seit meinen Kindertagen eng vertraut. Später begegneten sie mir als magische Zauberpflanzen der Indianer in Nordamerika wieder. Nicht wenig staunte ich, als ich erfuhr, dass sie, und ganz besonders der Beifuß, auch in Indien, China und Japan, ja sogar in Tibet zu den angesehensten Heilpflanzen gehören. Es sind also „Welt-Heilpflanzen", die überall und von jeher mit magischen Kräften in Verbindung gebracht wurden! In Griechenland und in Persien wurde im Altertum unser ganz gewöhnlicher Beifuß als „Mutter" aller Kräuterpflanzen bezeichnet und war der verehrten Göttin Artemis geweiht. Bei festlichen Umzügen trugen Priesterinnen Beifußzweige in den Händen; die Beifußpflanze war das hilfreichste Frauenmittel der Antike. Im alten Ägypten galt die stattliche Beifußstaude als Zauberpflanze der Göttin Isis, bei den Germanen und Kelten war sie die mächtigste aller Zauberpflanzen und wurde „Mugwurz", später auch „Machtwurz" genannt.

Die heilige Hildegard von Bingen schrieb: „Der Beifuß ist sehr warm und sein Saft ist sehr nützlich, und wenn er gekocht wird und in Mus gegessen wird, heilt er kranke Eingeweide, und er wärmt den Magen." In alten Kräuterbüchern kannst Du zum Beifuß auch lesen: „Du hast Macht gegen drei und gegen dreißig, Du hast Macht gegen das Übel, das über das Land dahinfährt."

Die Geschichte unserer Zauberpflanzen in der Frauenheilkunde und als häufig angewendetes Hausmittel aller Zeiten ist interessant. Schon die Namen, die der Volksmund diesen Pflanzen gab, sind recht aussagekräftig. Der Frauenmantel, das ehemals heilige Zauberkraut der Göttin Frigga, wurde später zum heiligen „Marienschutzmantel". Die Schafgarbe wurde als heilige Gottesgarbe bezeichnet. Als Zaubernessel galt in vielen Kulturen die Weiße Taubnessel und wurde „Weißer Erzengel" genannt. Die indianische „Zauber-Tansy", der Rainfarn, war auch eine bedeutende Heilpflanze der Hildegard von Bingen. Heute gehört diese Pflanze, die ich sehr liebe und ganz bewusst ausgewählt habe, zu den Gift-Heil-Pflanzen. Wenn Du einmal ihre Freundschaft gewonnen hast und Deiner Individualität entsprechend mit dieser Zauberpflanze sehr vorsichtig umgehst, kann sie für Dich, so wie für mich seit meiner Jugendzeit, von unschätzbarem Wert sein. Jede Generation muss das Wissen der Vorfahren neu erarbeiten, ihrer Zeit anpassen und eigene Erfahrungen machen. Das bedeutet auch: Jede und jeder ist individuell aufgefordert, dies für sich selbst zu tun. Das Wissen über die Zauberpflanzen steht uns in großzügiger Weise zur Verfügung. Da es jedoch äußerst umfangreich ist, kann es leicht verwirrend wirken. Auch deswegen habe ich mit Bedacht nur fünf Zauberpflanzen ausgewählt. Die wichtigste, oft unterschätzte Aufgabe eines jeden Menschen ist es, die eigene Gesundheit - unser kostbarstes Gut - zu erhalten, zu pflegen und zu schützen. Erkenne rechtzeitig, liebe Freundin, ein unumstößliches Naturgesetz: Niemand ist so sehr für Dich verantwortlich wie Du selbst!

Geh nicht achtlos an den Geschenken unserer Mutter Natur vorüber und sprich nicht nur über Krankheiten und Beschwerden (ich habe das allzu oft erlebt). Krankheiten sind Unordnungen in uns, die wir in Ordnung bringen müssen. Handle eigenverantwortlich! Ganz gleich, in welchem Zustand oder Alter Du Dich befindest: Unsere Mutter Natur ist unendlich gütig. Solange wir leben, kann es niemals zu spät für uns sein, etwas zu tun!

Frauenmantel - Alchemilla vulgaris

Familie der Rosengewächse

Weißt Du, dass der Volksmund den Frauenmantel einen "Schutzmantel" oder ein "Heilcape" für Frauen nannte, lange bevor sich eben diese Schutzwirkungen durch wissenschaftliche Analysen in unserer modernen Zeit bestätigen ließen? Der bedeutungsvolle Name ist aus Erfahrungen hervorgegangen, die Frauen schon vor Urzeiten mit der Pflanze gemacht haben. Heute sollte jedes Mädchen und jede Frau diese Heilpflanze kennen und sich innig mit ihr vertraut machen, um den weiter zunehmenden Umweltbelastungen besser gewachsen zu sein.

Über den Frauenmantel, das Medizinkräutlein aller Frauen und Mädchen, sagte einst der schweizer Kräuterpfarrer Künzli: "Zwei Drittel aller Frauenoperationen würden bei frühzeitiger und längerer Anwendung dieses Heilkrautes gänzlich überflüssig, denn es heilt alle Unterleibsentzündungen, Fieber, Brand, Eiterungen und selbst Brüche. Jede Kindbetterin sollte 8 bis 10 Tage fleißig recht viel von diesem Kraut trinken, manche Kinder hätten dann noch ihre Mutter und mancher geschlagene Witwer seine Frau, wenn sie diese Gottesgabe gekannt hätten."

In einem alten Kräutergebet heißt es zum Frauenmantel u.a.: Die Wurzeln und Kräuter bete ich an zu doktern und zu heilen ... diese Wurzel ist eine Wurzel über alle Kräuterwurzeln ... ein Kräutlein über alle Kräutlein ... zieht ab, heilt ab, zieht aus, heilt aus.

Weitere volkstümliche Namen des Frauenmantels waren "Zauber-

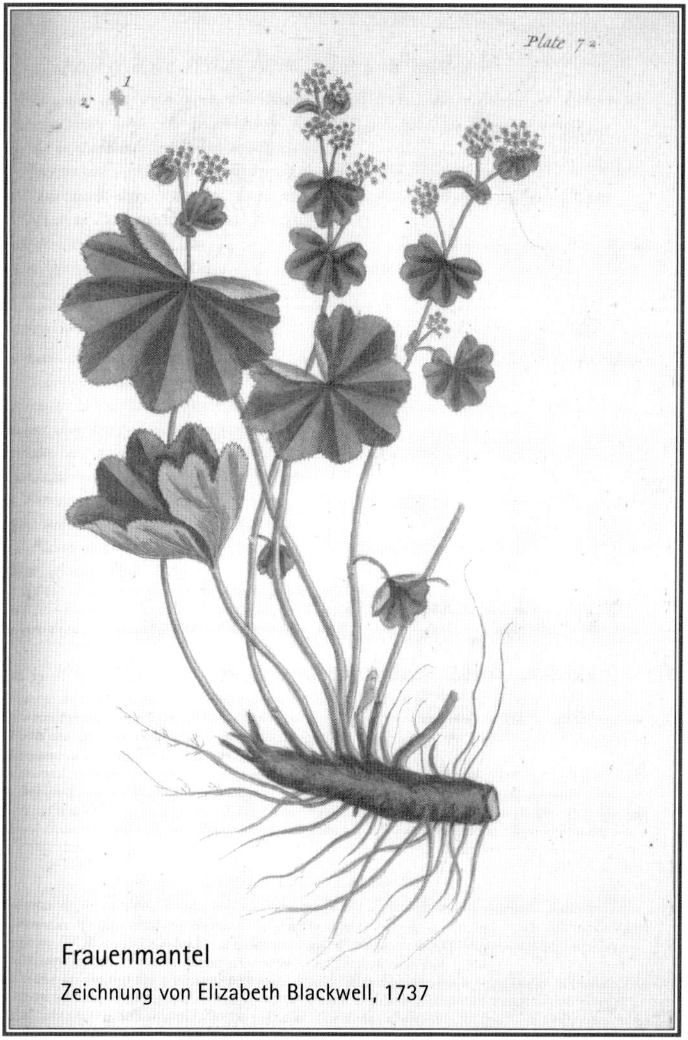

Frauenmantel

Zeichnung von Elizabeth Blackwell, 1737

pflanze der Alchimisten", "Marienmantel" oder "Aller Frauen Heil", und es heißt, dass er bei den Germanen eine heilige Pflanze der Freya war, der Göttin der Liebe, der Heilkunde und der Heilkräuter.

Wo findest Du diese Zauberpflanze?

Die Frauenmantelpflanze liebt Wiesen, lichtes Gebüsch und Wälder, auch Böschungen, feuchte Gräben und Wegränder. In ganz Mitteleuropa ist sie weit verbreitet und kann flächige Bestände ausbilden.

Wie erkennst Du die Pflanze?

Die ausdauernde Heilpflanze hat runde, fächerartig gefaltete lappige Blätter, etwa 3 bis 9 cm im Durchmesser, die am Rande gleichmäßig gezähnt sind. Ihre unscheinbaren, nur wenige Millimeter kleinen Blüten sind knäuelförmig angeordnet, geblich grün und voller Honig. Die Blütentriebe können bis zu etwa 50 cm lang werden. Alle Blätter, auch die schon älteren, sind gefaltet. Ihre Form erinnert an ein Cape - den schon erwähnten Schutzmantel für Mädchen und Frauen.

Eine ungewöhnliche Besonderheit haben die Blätter des Frauenmantels. Vielleicht hast Du schon einmal die kristallklaren Tröpfchen auf ihnen gesehen, die wie eine Perlenreihe am gezähnten Blattrand glitzern und manchmal zu einem großen Perlentropfen in der Mitte zusammenlaufen. Im Blattgewebe befinden sich Wasserspaltöffnungen, die den Saft der Pflanze am Morgen absondern. Bis zum Mittag sind die Tropfen durch Verdunstung meist wieder verschwunden.
Im Mittelalter hoffte man, in diesem Saft den Stein der Weisen zu

finden. Die Pflanze wurde als „Alchemilla", Zauberkraut, bezeichnet, aber auch als „Tränenschön" oder in der Schweiz als „Taumäntle".
Die geheimnisvoll funkelnden Tröpfchen gaben immer besondere Rätsel auf. Heilende Kräfte sollen sie besitzen: so wurden die Augen mit diesen Safttröpfchen benetzt, Hautunreinheiten und Warzen betupft.
Ungeeignet für Heilzwecke ist die schöne Zierpflanze "Frauenmantel", die in Gärten und Parkanlagen zu finden ist. Diese vermag zwar unsere Seele zu erfreuen, besitzt aber keine Heilkräfte.

Wie machst Du Dich mit unserer Zauberpflanze vertraut?

Nimm die Pflanze in ihrer ganzen Gestalt wahr. Zerreibe und beschnuppere ihre Blätter und Blüten. Hauptsächlich wirst Du ihr Grün - ihr Chlorophyll - wahrnehmen und ihre zarte und sympathische Ausstrahlung. Ätherische Öle hat sie wenig.

Danach befasse Dich mit den Merkmalen der Pflanze im einzelnen. Hast Du sie wirklich entdeckt und kennengelernt, bist Du mit ihr vertraut geworden, dann kannst Du sie mit keiner anderen Pflanze mehr verwechseln. Sie ist einmalig unter unendlich vielen Pflanzenarten. Jedes Blatt und jede Blüte ist so einmalig wie Du und Dein Fingerabdruck unter Milliarden von Menschen auf unserem Planeten.

Welche Pflanzenteile sind heilkräftig?

Die ganze Pflanze hat Heilkräfte - ihre Blätter, Stengel und Blüten. Früher verwendeten die heilkundigen Frauen auch ihre Wurzeln.

Wann sollten die Pflanzen gesammelt werden?

Du kannst sie außer im Winter zu allen Jahreszeiten sammeln: im zeitigen Frühjahr, den ganzen Sommer hindurch bis in den Herbst hinein.

Schafgarbe - Achillea millefolium

Familie der Korbblüten-Gewächse

Diese in der Volksmedizin beliebte Universal-Heilpflanze wurde als "Gottesgarbe" zum Heil aller Frauen hoch geschätzt und insbesondere angewendet zur Stillung und Regulierung von Blutungen, zur Wundheilung, zum Ausgleich von Säuren und Basen, zur Lösung und Beruhigung von Krämpfen, bei allen Funktionsstörungen vorrangig der weiblichen Geschlechtsorgane, des gesamten Drüsensystems, der Verdauung und des Stoffwechsels. "Viel Unheil bliebe den Frauen erspart, würden sie ab und zu einmal nach der Schafgarbe greifen!" Dieser Ausspruch von Sebastian Kneipp stammt aus einer Zeit, die unsere Umweltbelastungen noch nicht kannte. Beherzigten wir seine weisen Worte ernsthaft, den heutigen Belastungen - ganz gleich, welcher Art - würden wir besser gewachsen sein.
Verwunderlich ist es nicht, dass die Schafgarbe in China in der Frauenheilkunde an der Spitze steht, heute ebenso wie vor Urzeiten. Die bei uns heimische, heute aber leider so wenig geschätzte, wachstumsfreudige "Unkraut-Pflanze" aus Wald und Flur ist in ihren Heilwirkungen nicht minderwertig. Im Gegenteil, in allen alten Kulturen

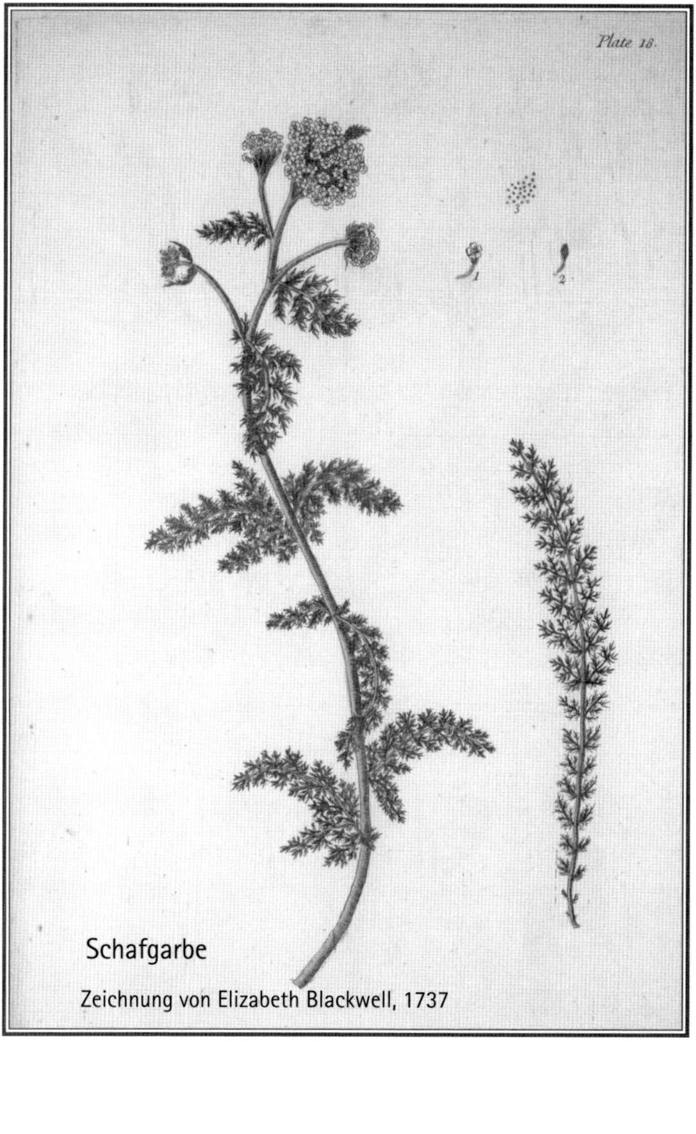

Schafgarbe

Zeichnung von Elizabeth Blackwell, 1737

unserer Erde galten Pflanzen vom Heimatboden, die zu unseren Füßen rund um uns herum sprießen, als nicht zu übertreffen. "Jedes Land heilt seine eigenen Krankheiten mit seinen eigenen Gewächsen", sagt Paracelsus.
Mit der wunderwirkenden Kraft der Schafgarbe soll in der griechischen Mythologie Achilles den König von Mysien geheilt haben, und so erhielt sie ihren Namen Achillea millefolium. Auch "Soldatenkraut" hieß diese Zauberpflanze, weil ihre Wunderkraft u.a. die blutenden Wunden von Soldaten stillte, sie desinfizierte und so zusammenzog und verschloss, dass eine Heilung stattfinden konnte.

Wo findest Du diese Zauberpflanze?

Über die ganze nördliche Erdhalbkugel ist die Schafgarbe verbreitet. In Europa wächst diese die Sonne liebende Pflanze an Feld-, Wald- und Straßenrändern sowie auf trockenen Wiesen.

Wie erkennst Du die Pflanze?

Die Blätter ihrer Blattrosette, die vor der Blüte erscheinen, sind vielspaltig fein verteilt. "Tausendblatt" wurde die Pflanze deshalb schon in antiken Schriften genannt. Die Stengel ihrer rispigen Scheindolde können 20 bis etwa 50 cm hoch werden. Strahlend weiß oder zartrosa angehaucht sind ihre sehr kleinen Blütenköpfchen.

Wie machst Du Dich mit unserer Zauberpflanze vertraut?

Die stolze Korbblüten-Gestalt des "Tausendblatts" ist ganzheitlich betrachtet unverwechselbar. Aromatisch würzig duften und schmecken ihre Blätter. Mit ihrer ganz spezifischen balsamischen Ausstrahlung solltest Du Dich innig vertraut machen. Individuell wird diese Zauberpflanze bei denen, die sich ihr nähern, unterschiedliche Wirkungen haben. Sie kann unter anderem Deine Intuition anregen.

Welche Pflanzenteile sind heilkräftig?

Die ganze Pflanze ist heilkräftig: Blätter, Stengel und Blüten. "Kräuterhexen" verwendeten auch die Wurzeln.

Wann sollte die Pflanze gesammelt werden?

Alle grünen Blätter können vom zeitigen Frühling bis in den Spätherbst gesammelt werden. Die Blüten sammelst Du im Sommer, wenn sie aufgeblüht und strahlend weiß sind. Sobald sie grau angehaucht aussehen, solltest Du sie nicht mehr nehmen. Die Wurzel wird am besten bei Neumond im Frühling oder im Spätherbst gesammelt.

Weiße Taubnessel - Lamium album

Familie der Lippenblütler

In der Erfahrungsmedizin wurden die weiße, die gelbe und die violettfarbige Taubnessel verwendet. Als "Zaubernessel" wurde in der Frauenheilkunde seit Urzeiten die Weiße Taubnessel bevorzugt, denn sie trägt das Prinzip der absoluten Reinheit in sich und wird auch als der "Weiße Erzengel" bezeichnet.
Die "Zaubernessel" kann einem Mädchen helfen, ihren Rhythmus zu finden und ihn im Laufe ihres Lebens der naturgegebenen Ordnung entsprechend aufrecht zu erhalten. Den späteren Wechsel in eine neue Lebensphase kann die Pflanze wesentlich erleichtern. In jedem Alter sind Regeneration und Aufbau durch ihre stark reinigenden und klärenden Wirkungen möglich.
Besonderen Einfluß, außer auf unsere weiblichen Unterleibsorgane, hat die Weiße Taubnessel auf die Milz, das Lymphsystem und damit auf unser Immunsystem. Diese hohen Ansprüche kann allerdings nur die frische blühende Pflanze (Stengel, Blätter, Blüten und eventuell dazu noch die Wurzel) erfüllen.

Wo findest Du diese Zauberpflanze?

Die Weiße Taubnessel ist in Europa wie in Asien weit verbreitet. Du findest sie an Hecken, Zäunen, Mauern, an Wegen, auf Wiesen und Feldern sowie an Waldrändern.

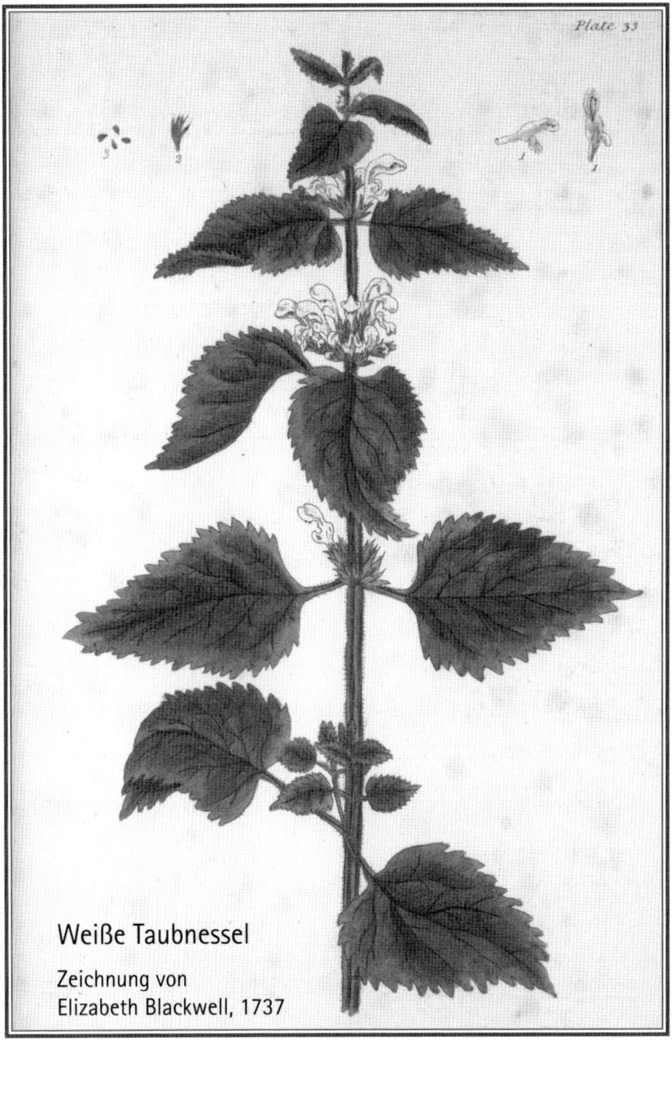

Weiße Taubnessel

Zeichnung von
Elizabeth Blackwell, 1737

Wie erkennst Du die Pflanze?

Die Weiße Taubnessel sieht der Brennessel ähnlich, brennt aber nicht, was sich in ihrem Namen ausdrückt: taub bedeutet nichtbrennend. Sie hat mit Nesselgewächsen nichts zu tun. Ihre weichbehaarten herzförmigen, am Rande gesägten Blätter haben keine Brennhaare. An ihren 30 bis 50 cm hohen vierkantigen hohlen Stengeln sitzen paarweise die Blätter. In den Blattachseln sitzen in Scheinquirlen angeordnet sehr schöne reinweiße Lippenblüten.

Wie machst Du Dich mit unserer Zauberpflanze vertraut?

Hast Du ihre Gestalt als Ganzes wahrgenommen, wirst Du sie niemals mit einer Brennessel verwechseln. Schnupperst Du an ihren weichen zarten Blättern, die Du zerrieben hast, nimmst Du ihre besondere erdig und leicht dumpfig ausstrahlende Energie deutlich wahr. Schrecke davor nicht zurück. Die Erdenergien der Blätter können Dein Basis-Energiezentrum (das Wurzel-Chakra am unteren Ende der Wirbelsäule) ansprechen. Im Gegensatz zu den Blättern duften die Blüten nach Honignektar; unbedingt solltest Du ihren köstlichen Honig kosten.

Welche Pflanzenteile sind heilkräftig?

Heilkräftig sind alle oberirdischen Teile, Blätter und Stengel und vor allem die ganze blühende Pflanze in frischer Form.

Wann sollte die Pflanze gesammelt werden?

Alle grünen Teile der Pflanze können von April bis zum Frost im

Spätherbst gesammelt werden. Die ganze blühende Pflanze sammelst Du im Frühling und wenn sie im Herbst ein zweites Mal blüht. "Kräuterhexen" verwendeten auch ein Stück Wurzel von der blühenden Pflanze.

Beifuß - Artemisia vulgaris

Familie der Korbblüten-Gewächse

Seit alten Zeiten galt dieses Universalheilmittel als von besonderer Heilkraft für Mädchen und Frauen. Überall auf der Erde, wo der Beifuß wächst, in Nordamerika, in Asien und in Europa, wurde er als Zauberpflanze mit besonderen Kräften geschätzt - als "Mutter aller Pflanzen". Sein Familienname "Artemisia" - von der griechischen Göttin und Geburtshelferin Artemis abgeleitet - weist schon auf die ursprüngliche Verwendung der Heilpflanze bei allen Frauenleiden und in der Geburtshilfe hin.

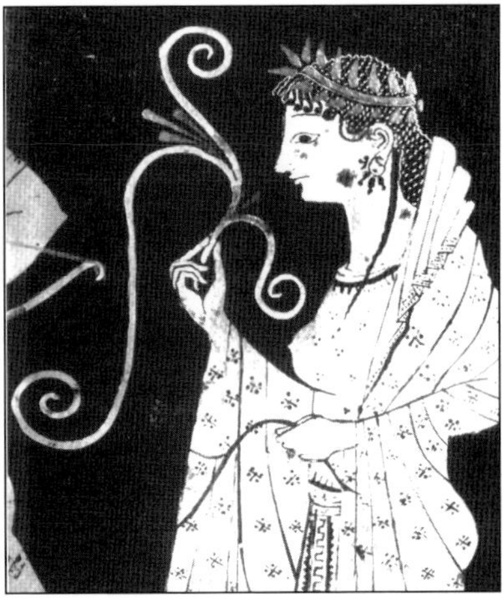

Die Heilwirkungen des einst hoch gepriesenen Frauenheilkrautes mit Zauberkräften gegen vielerlei Beschwerden, unter anderem sogar gegen Schwindsucht, sind heute fast gänzlich in Vergessenheit geraten: Beifuß wirkt wärmend und entkrampfend auf unsere Unterleibsorgane und regulierend auf die Monatsblutung. Im germanischen Volksglauben war die "Mugwurz", das heißt der Beifuß, eine heilige, heilbringende Pflanze. Es wird erzählt, dass einst, als nach einem Rettungsmittel für ein todkrankes schwindsüchtiges Mädchen gesucht wurde, der Gesang einer Meerjungfrau zu hören war, der recht aussagekräftig ist:

> "Ihr laßt sterben das Mädchen in eurer Hand
> und doch blüht die Mugwurz rings im Land."

Das Mädchen wurde durch die "Mugwurz" gerettet.

Zur Sommersonnenwende war es früher Brauch, Menschen und Tiere mit Beifuß zu bekränzen. Beim Tanz um das Johannisfeuer wurde ein aus Beifuß geflochtener "Sonnenwend-Gürtel" getragen. Danach wurde er im Feuer verbrannt, und die Menschen hielten sich dadurch das ganze Jahr über für gegen Krankheit und Unheil geschützt.
In ihren Schwitzhütten verwendeten die Indianer Nordamerikas von jeher Beifuß und Rainfarn als Geister und Dämonen abwehrende Zauberpflanzen. Bei uns wurde vor allem der Beifuß als desinfizierend wirkendes Zauberkraut zum Schutz der Tiere im Stall aufgehängt, um Insekten und Ungeziefer fernzuhalten und die Luft zu reinigen. Aus der chinesischen Medizin kennen wir die aus Beifuß gefertigten Brennzylinder oder Moxazigarren, die angezündet werden und deren Wärme entspannend wirkt.
Beifuß, der wilde Wermut, gehörte auch zu den Leber-, Nieren- und Augenkräutern. Er beeinflusst das Zentralnervensystem und den gesamten Blutkreislauf. Bei Schwindel, Gleichgewichtsstörungen oder Krämpfen wurden die Wurzeln des Beifuß mit rotem Stengel bevorzugt verwendet. Unter Kräuterheilkundigen galten die abgestorbenen Wurzeln des Beifuß als besonders wirksam gegen Epilepsie.

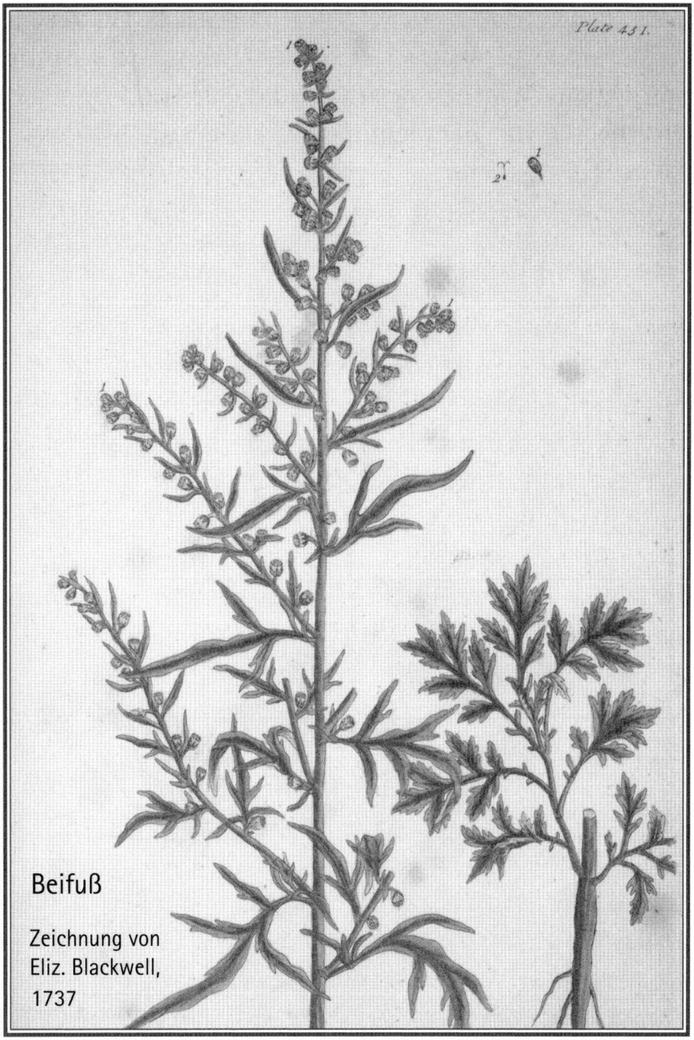

Beifuß

Zeichnung von Eliz. Blackwell, 1737

Zur Artemisia-Familie gehören über 130 heilkräftige Arten. An Heilkraft für Frauen und Mädchen übertrifft der Beifuß alle anderen Arten. Zu erwähnen wäre unter diesen der echte Wermut (Artemisia absinthium), der sehr viel stärkere Wirkung hat. Seiner starken Bitterstoffe wegen darf er nicht so großzügig angewendet werden wie der Beifuß. Der angenehm aromatische Estragon (Artemisia dracunculus) ist in Asien zu Hause und in Europa kultiviert in Gärten zu finden. Er wird zu Würz- und Heilzwecken verwendet und enthält u.a. Spuren von Jod.
Im südlichen Europa und im Orient ist die Eberraute (Artemisia abrotanum) zu Hause. Sie riecht sehr angenehm, stark aromatisch, zitronenartig und leicht bitterlich. Zu Heilzwecken und als Würzkraut wurde und wird sie in ganz ähnlicher Weise verwendet wie unser Gewöhnlicher Beifuß.

Wo findest Du diese Zauberpflanze?

Der bei uns heimische, in ganz Europa, dem nördlichen Afrika, in Nordamerika und Asien weit verbreitete wilde Wermut, der Beifuß, bevorzugt öde, karge, unbebaute Standorte, häufig Wegränder, Zäune, Kiesgruben, Steinbrüche und Bach- oder Flußufer.

Wie erkennst Du die Pflanze?

Ihre stattliche Gestalt kann eine Höhe von bis zu 170 cm erreichen. Hast Du die uralte Zauberpflanze erst einmal als Ganzes in Dich aufgenommen, schaue Dir ihren oftmals rötlich gefärbten Stengel an und ihre einfachen oder dreilappigen Blätter. Sie sind unverwechselbar, an der Oberseite dunkelgrün und an der Unterseite mehr oder weniger weißfilzig behaart. Die Pflanze schmückt sich mit sehr kleinen ährenartigen oder auch traubenähnlich angeordneten Blütenköpfchen in gelblich beigefarben oder rötlich braun.

Wie machst Du Dich mit unserer Zauberpflanze vertraut?

Halte in der Natur nach ihrer unübersehbaren Gestalt Ausschau. Von weit her wird sie Dich grüßen. Wenn Du ihre Blüten zerreibst, wird Dich ihre würzig aromatische Ausstrahlung angenehm berühren. Diese Zauberpflanze vermittelt ein Gefühl von Geborgenheit und Wärme und kann innere Kälte vertreiben.

Welche Pflanzenteile sind heilkräftig?

Heilkräftig sind die Blätter, die Blüten und die Wurzeln.

Wann sollte die Pflanze gesammelt werden?

Bei voller Sonne wird die ganze Pflanze kurz vor oder während der Blüte und auch noch kurz danach abgeschnitten - sie blüht im Spätsommer. Ein Stück von der Wurzel kannst Du bei Neumond im zeitigen Frühjahr oder im Spätherbst ausgraben.

Rainfarn - Tanacetum vulgaris

(oder Crysantemum vulg)

Familie der Korbblüten-Gewächse

In der Erfahrungsheilkunde war diese einstige Zauberpflanze vieler Kulturen sehr hoch angesehen. Vor unsichtbaren Geistern und Dämonen (vielleicht meinten sie damit auch Viren und Bakterien) - sagten einst die Indianer - kann diese Zauberpflanze die Menschen nicht nur schützen, sie kann diese Quälgeister auch aus dem Körper vertreiben. In der traditionellen chinesischen und indischen Medizin und auch hier bei uns in Europa (Hildegard von Bingen) wurde dieses außerordentlich aromatische Kraut gegen Darmparasiten, Würmer, Pilzinfektionen und dergleichen eingesetzt und galt als ein starkes Mittel, um in der Natur und auch im menschlichen Körper die naturgegebene Ordnung wiederherzustellen.

Heute gehört der balsamische, einst hochgelobte Frauenfarn zu den Gift-Heil-Pflanzen. Das bedeutet: kleine Überdosierungen können empfindliche Nebenwirkungen haben und z.B. Magenschmerzen verursachen. Auch bei Allergien müssen wir sehr vorsichtig sein und nur ganz geringe Mengen nehmen. Du solltest für Dich selbst das richtige Maß, Deine individuelle Dosierung, herausfinden. Das gilt für alle Pflanzen, aber ganz besonders für diejenigen, bei denen Heilwirkungen und negative Wirkungen so nah beieinander liegen wie beim Rainfarn. Zur Zeit Hildegards von Bingen wurde das "dämonenabweisende" Zauberkraut recht großzügig verwendet. Allerdings

!

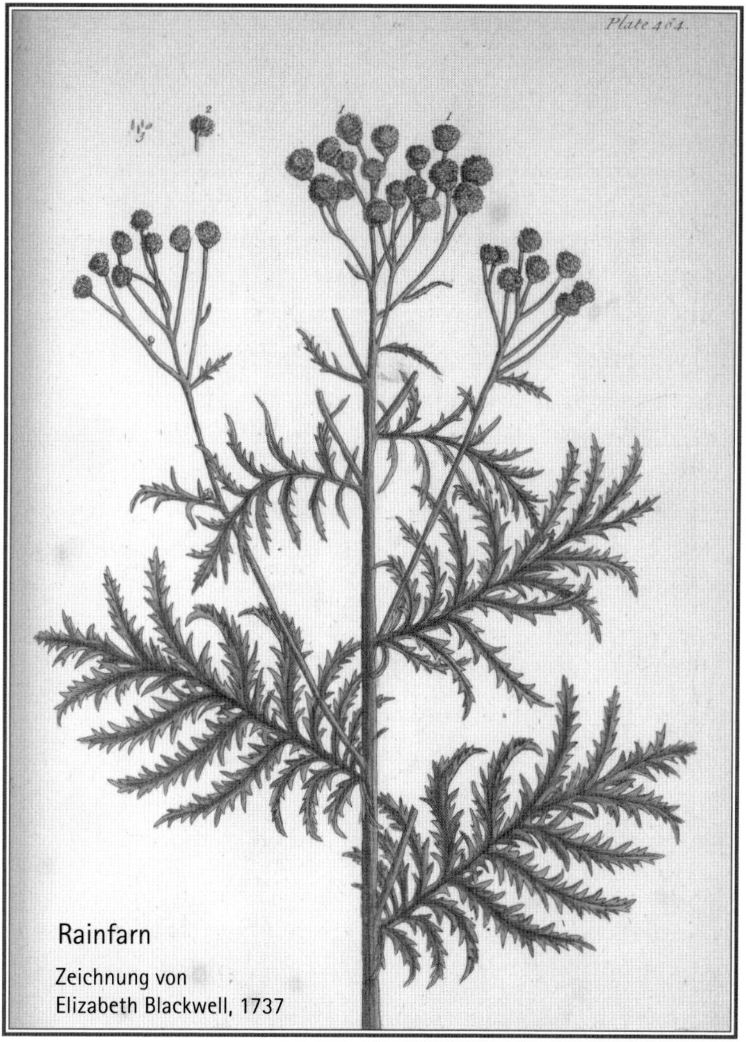

Rainfarn

Zeichnung von
Elizabeth Blackwell, 1737

waren viele Allergien, unter denen wir heute leiden, damals noch unbekannt.

Schwangere Frauen dürfen unter keinen Umständen irgendwelche Zubereitungen dieser Pflanze zu sich nehmen! !

Medizinisch wurde der Frauenmantel bei allen Frauenbeschwerden genutzt, vor allem bei Gebärmutterleiden, aber auch bei Blasen-, Hüft-, Nerven- und Fußschmerzen und besonders bei Depressionen. Im Mittelalter wurden die Blätter des Rainfarns einem Eierkuchenteig hinzugefügt und ebenso den sogenannten Heilbroten. Diese sollten prophylaktisch wirken, vor Unheil und Krankheit vorbeugend schützen.

In Tierställen wurde Rainfarm zusammen mit Beifuß aufgehängt, um die Luft zu reinigen. In England wurde die Pflanze in den siebziger Jahren des 20. Jahrhunderts in einigen Kliniken getestet. Mehrere Zeitungen berichteten von guten Erfolgen bei Migräne und insbesondere bei Depressionen.

Wo findest Du diese Zauberpflanze?

Die Pflanze ist weltweit verbreitet und kommt in Europa und Asien sehr häufig vor. Unbebaute, öde, karge Plätze, Feld-, Wald- und Wiesenränder, lichtes Gebüsch und Hügel werden von dem sonneliebenden Rainfarn bevorzugt.

Wie erkennst Du die Pflanze?

Farnähnlich gefiederte Blätter von sattgrüner Farbe hat diese schöne Pflanzengestalt, die einen bis eineinhalb Meter hochstreben kann.

Mit zahlreichen ausdrucksvollen goldgelben Blüten schmückt sie sich. Die doldig angeordneten Blütenköpfe haben keine Blütenzungen und sind deshalb eine Besonderheit unter den Korbblütlern.

Wie machst Du Dich mit unserer Zauberpflanze vertraut?

Lasse die Pflanze zu einer Besonderheit für Dich ganz persönlich werden. Nimm sie ganzheitlich in Dich auf, bevor Du Dich näher mit ihren geheimnisvollen Kräften vertraut machst. Schnupperst Du an ihren Blättern, die Du zerrieben hast, wirst Du die einmalig starke Ausstrahlung dieser Zauberpflanze sehr deutlich wahrnehmen. Was will sie, deren Zauber das Prinzip des Lichts, der ordnenden Intelligenz, die kosmische Kraft der Umwandlung in sich trägt, Dir mitteilen? "Damit wir vertraute Freundinnen werden und bleiben können, gehe sehr vorsichtig und zurückhaltend mit mir um! Nimm niemals zu viel von mir, und meine Zauberkräfte werden Dir zu Diensten sein, solange Du lebst."

Welche Pflanzenteile sind heilkräftig?

Blätter und Blüten des Rainfarn sind heilkräftig.

Wann sollte die Pflanze gesammelt werden?

Die Blätter können vom Frühling bis in den Herbst gesammelt werden. Die ganze Pflanze sammelst Du zwischen Juli und September, kurz vor dem Aufblühen, während der Blütezeit und kurz danach.

2

Umgang mit unseren Zauberpflanzen

– Sammeln, Trocknen, Einkauf, Aufbewahren, Dosieren und Anwenden –

Sammeln

Wenn Du selbst sammeln möchtest, gehe locker und mit Freude im Herzen in die Natur.

Sammle nicht mehr, als Du anschließend gleich verarbeiten kannst.

Sammle nicht an Straßenrändern, in Hundeauslaufgebieten, wo Jauche und Gülle ausgebracht werden oder wo industrialisierte Landwirtschaft betrieben wird.

Sammle nur gesunde, kräftige Pflanzen.

Sammle keine feuchten Pflanzen.

Sammle keine Teile von Pflanzen, die ihren Höhepunkt überschritten haben, wie z.B. Blätter, die nicht mehr saftig grün aussehen oder Blüten, die bereits grau angehaucht sind.

Sammle nicht in Plastiktüten, sondern in Leinenbeuteln oder Körben.

Nimm ein scharfes Messerchen mit und beschädige die Wurzeln nicht.

Nutze, wenn es möglich ist, die günstigste Mondphase zum Sammeln. Bei zunehmendem Mond und zur Vollmondzeit sind am mei-

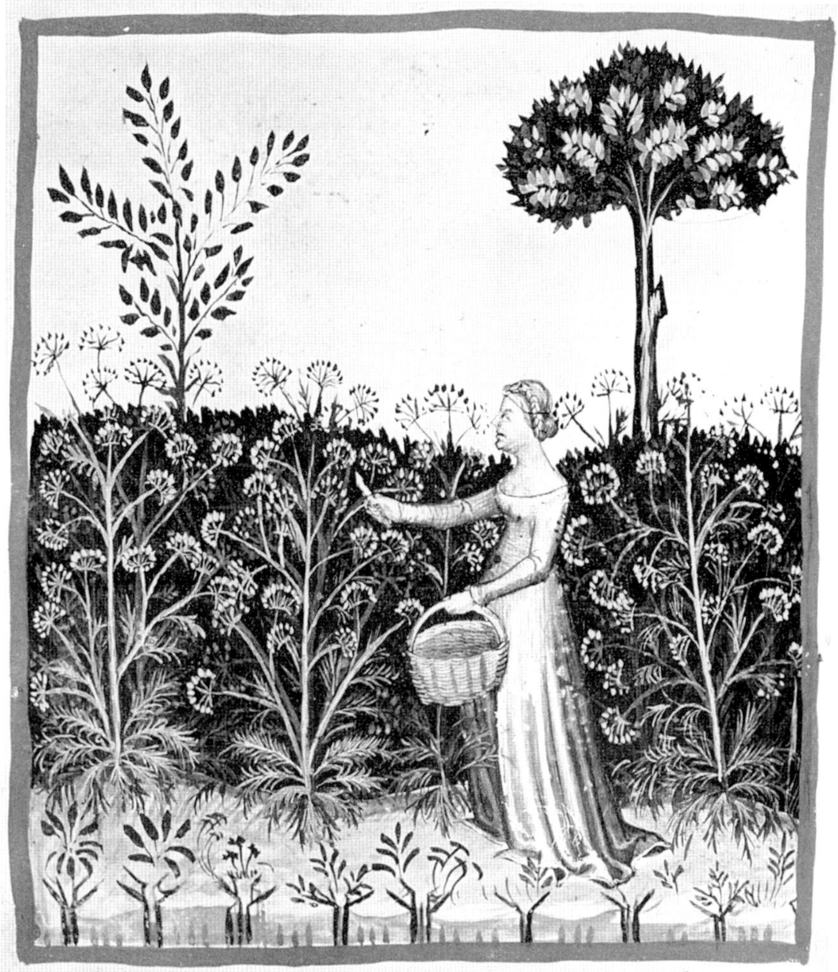

Pflanzensammlerin - um 1400, aus dem “Hausbuch der Familie Cerruti”

sten Saft und Kraft in Blüten und Blättern enthalten. Hier bei uns dominiert jedoch der Einfluss der Sonne. Wenn Du alles perfekt auf dem Höhepunkt und zur rechten Zeit geerntet haben willst, brauchst Du vielleicht bald einen sehr guten Tee für Deine Nerven. Lass Dir deshalb niemals die Freude verderben. Regnet es zur Vollmondzeit - was dann? Ich sammle auch bei Neumond und halte mich an keine Tageszeiten; vormittags, mittags und nachmittags - immer wenn die Pflanzen mich im Sonnenschein anstrahlen, sammle ich sie.

Bedenke: Wenn Du Deine Hand mit Lust und Liebe ausstreckst, erwirbst Du etwas für Dich, das für viel Geld nicht käuflich ist.

Die Wurzeln unseres **Frauenmantels** und unserer **Weißen Taubnessel** werden zu ihrer Blütezeit zusammen mit der ganzen Pflanze gesammelt, die Wurzeln unseres **Beifuß** und unserer **Schafgarbe** zur Neumondzeit im Herbst oder im Frühjahr.

Trocknen

Lufttrocknung ist die bewährteste Methode zur Aufbewahrung unserer Zauberpflanzen. Beherzige dabei folgendes:

Die Pflanzen vertragen zur Trocknung keine künstliche Wärme über 35°C. Trockne sie niemals in der Sonne, sondern im Schatten im Haus - nicht draußen.

Wasche sie möglichst nicht. Ihre Blüten niemals.

Getrocknete Blätter sollten ihre schöne grüne Farbe und Blüten die ihre behalten. Getrocknete braune und graue Pflanzenteile sind wertlos: irgendetwas ist falsch gemacht worden.

Zur Trocknung meiner Pflanzen haben sich flache Kartons, ausgelegt mit weissem Pergamentpapier, bestens bewährt. Ich habe im Haus wenig Platz und stelle deshalb die Kartons übereinander, allerdings so, dass Luft zirkulieren kann.
Blätter oder Blüten werden auf dem weißen Pergamentpapier verteilt; jedoch nur in einer Lage, nicht übereinander gelegt. So behalten sie ihre schönen Farben und trocknen sehr schnell.
Beifuß und **Rainfarn** kannst Du zum Trocknen auch aufhängen. Zerkleinert werden unsere Pflanzen erst nach dem Trocknen.

Einkauf

Wenn Du nicht selbst sammeln kannst, achte beim Kauf unbedingt auf beste Qualität. Überalterte, bestrahlte, begaste oder sonstigen Manipulationen unterworfene Pflanzen haben ihren Zauber verloren und sind für unsere Zwecke ungeeignet.
Heilpflanzen dürfen vom Handel innerhalb von drei Jahren verkauft werden. Unsere Zauberpflanzen - besonders ihre Blüten - verlieren den größten Teil ihrer Heilkraft aber schon nach einem Jahr. Deshalb solltest Du beim Kauf fragen, wann die Heilpflanzen geerntet wurden. Mehrfach habe ich selbst erlebt und auch von anderen gehört, dass zum Beispiel eine gute Apotheke auf Anfrage die Heilpflanzen so frisch wie möglich besorgt. Es muss nur eine etwas größere Menge abgenommen werden. Schau Deinen erworbenen Heilpflanzenschatz aufmerksam an: Hat er noch Farben und Aroma? Er sollte auf keinen Fall grau und fad aussehen.

Aufbewahren

Zur Aufbewahrung unserer Zauberpflanzen haben sich Gläser am besten bewährt. Diese sollten vor Licht geschützt sein entweder dadurch, dass sie eine dunkle Farbe haben oder dadurch, dass sie in einen dunklen Schrank gestellt werden.

Dosieren

Bei der Dosierung unserer Zauberpflanzen spielen Deine individuelle Konstitution, Veranlagungen, aber auch Dein Alter und vor allem Deine schon vorhandene oder zunächst einmal aufzubauende Beziehung zu unseren Zauberpflanzen eine ganz wichtige Rolle.

Wenn Du Dich einer Pflanze annäherst, beginne stets mit der niedrigsten Dosierung und beobachte, wie sie Dir bekommt. Niemand wird das für Dich entscheiden können. Jede muss das individuell richtige Maß für sich selbst herausfinden. Später darfst Du vielleicht großzügiger werden und mit Hilfe Deiner Eingebung, Deiner Intuition, über das angegebene Maß hinausgehen. Unser Grundsatz sollte auf jeden Fall immer sein: "Viel hilft nicht viel."
(Allgemeine Dosierung siehe unter "Zubereitung" ab Seite 42)

Anwenden

Die Zauberpflanzen sollen nicht länger als 4 bis 6 Wochen angewendet werden. Möchtest Du eine Kur wiederholen, ist eine Pause von etwa 8 Tagen angesagt. Die günstigste Zeit, mit einer Kur zu beginnen, ist nach dem Vollmond. Nach dem nächsten Vollmond sollte die Kur dann enden.

Zu empfehlen ist eine fünf- bis sechswöchige Kur. In der ersten Woche trinkst Du Frauenmanteltee, in der zweiten Schafgarbentee, in der dritten Weiße Taubnesseltee, in der vierten Beifußtee, in der fünften und sechsten einen Tee, der aus den vier Zauberpflanzen und dem Rainfarn gemischt zubereitet wird.

Die beste Tageszeit, um den Tee zur Vorbeugung oder zu Heilzwecken zu trinken, ist ungefähr eine halbe Stunde vor dem Frühstück. Der Magen ist nüchtern und ausgeruht, und die Heilkräfte unserer Zauberpflanzen werden am besten genutzt. Ein Heiltee, der zu einer Mahlzeit getrunken wird, kann nicht die volle Wirkung bringen. Ist der Anspruch an den Heiltee sehr hoch, sollte der Abstand zwischen dem Trinken des Tees und dem Essen ungefähr eine Stunde betragen.

An Jahreszeiten sind unsere Zauberpflanzen nicht direkt gebunden. Unsere Weiße Taubnessel blüht im Frühling und im Herbst noch einmal; diese Zeiten sind für ihre Anwendung die günstigsten.

Zubereitungshinweise für Tees aus unseren einzelnen Zauberpflanzen findest Du ab der folgenden Seite; Hinweise für Tinkturen, Elixiere und Cremes ab Kapitel 6.

Sehen, schauen, froh empfinden,
wem dies Glück gegeben ist,
dem wird jedes Gräslein künden,
daß die Welt voll Wunder ist.
(VerfasserIn unbekannt)

3

Zubereiten heilender Getränke aus unseren Zauberpflanzen

Mit unseren Zauberpflanzen und allen aus ihnen hergestellten Heil-Getränken, Heil-Tinkturen (Kap. 6) und Heil-Ölen und Salben (Kap. 7) versuchen wir nicht, eine spezielle Krankheit zu heilen, sondern unserem weiblichen Gesamtorganismus die Kraft zu geben, Krankheiten zu überwinden und "heil" zu bleiben.
Jede Zauberpflanze ist in frischem Zustand am heilkräftigsten. Gelegenheiten, Pflanzen zu pflücken und gleich frisch zuzubereiten, bieten sich oftmals an Wochenenden oder im Urlaub. Die Natur richtet sich aber nicht nach uns oder danach, ob wir gerade die Möglichkeit haben, frische Pflanzen zu nutzen. Wenn wir sie brauchen, nehmen wir sie so, wie wir sie bekommen können (frisch oder getrocknet).

Ein Tee aus unserem Frauenmantel

Zutaten: 1/2 l Wasser, 2 gehäufte Teelöffel getrocknete Pflanzenteile (Blüten, Blätter und Stengel) oder die drei- bis vierfache Menge zerkleinerte frische Pflanzenteile. Dazu kann - wenn gewünscht - nicht wärmegeschädigter Honig genommen werden.

Zubereitung: Die Pflanzenteile werden mit kochendem Wasser aufgebrüht und sollten ca. 10 Minuten ziehen, bevor abgeseiht wird. Willst Du die Wurzeln mitverwenden, setzt Du sie mit den Pflanzenteilen in kaltem Wasser an und bringst diese kurz zum Aufwallen. Nach 10 Minuten Ziehen seihst Du ab. Die Wurzeln werden jedoch selten zur Teezubereitung verwendet, sondern eher in Tinkturen und Heilsalben. Das gilt auch für unsere anderen vier Zauberpflanzen.

Ein Tee aus unserer Schafgarbe

Zutaten und Zubereitung wie beim Frauenmantel.

Die beiden Pflanzen lassen sich auch ausgezeichnet miteinander gemischt zubereiten.

Ein Tee aus unserer Weißen Taubnessel

Zutaten und Zubereitung wie beim Frauenmantel.

Für einen Tee verwende ich die ganze Pflanze, wenn sie blüht, in frischer Form. Du kannst sie jedoch auch trocknen. Der Tee hat einen mehr oder weniger erdigen Geschmack und eine ebensolche Ausstrahlung.
Im Handel angeboten werden nur die Blüten, und die sind sehr teuer. Die Weiße Taubnessel kann wunderbar mit dem Frauenmantel und/oder der Schafgarbe gemischt werden. Alle drei Pflanzen zusammen - zu gleichen Teilen gemischt - sind sehr empfehlenswert.

Ein Tee aus unserem Beifuß

Zutaten und Zubereitung wie beim Frauenmantel.

Der Beifuß kann mit dem Frauenmantel, der Schafgarbe und der Weißen Taubnessel zu gleichen Teilen gemischt werden. Gemeinsam ergeben unsere vier Zauberpflanzen ein ganz ausgezeichnetes Getränk. Mit Beifuß läßt sich aber auch jeder andere Tee gut würzen.

Ein Tee aus unserem Rainfarn

Zubereitung wie beim Frauenmantel.

Ich empfehle immer, den Rainfarn mit anderen Pflanzen zu mischen. Jede unserer anderen vier Zauberpflanzen eignet sich dazu.
Wenn Du beginnst, Dich dieser Pflanze vorsichtig anzunähern, verwende zu Anfang am besten nur die Blätter. Seit über 50 Jahren bin ich mit der "Heilpflanze Hildegards von Bingen" vertraut und verwende Blätter und Blüten - aber die Pflanze verlangt eine längere bzw. vorsichtige Kennenlernphase, da sie, *besonders bei Überdosierung, nachteilige Wirkungen* haben kann. !

Wenn Du mit diesen Tees Erfahrungen gesammelt hast, kannst Du ihre Wirkung noch dadurch verstärken, dass Du ihnen ein orientalisches Gewürz beifügst. Die Gewürze und ihre Wirkungen findest Du ab Seite 65 beschrieben.

4

Inhaltsstoffe und Wirkkräfte unserer Zauberpflanzen

Nachdem Du die fünf Zauberpflanzen näher kennengelernt und mit den aus ihnen bereiteten Tees Erfahrungen gesammelt hast, möchtest Du vielleicht etwas mehr über ihre Inhaltsstoffe erfahren. Ich will allerdings gleich sagen, dass die Wirkungen unserer Zauberpflanzen nicht allein auf den Eigenschaften nachgewiesener Inhaltsstoffe beruhen.

Einige Inhaltsstoffe der Pflanzen sind uns heute durch Untersuchungen aus der Phytochemie recht bekannt, aber unsere Zauberpflanzen enthalten immer noch geheimnisvolle, völlig unbekannte Stoffe, die am Gesamtkomplex ihrer Wirkung beteiligt sind. Diese unbekannten Stoffe können die nachgewiesenen in ihrer Wirkung verändern, verstärken oder abschwächen.

Pflanzliche Heilmittel können auf eine Tausende von Jahren alte Geschichte zurückblicken und haben nach einer Phase, in der sie zugunsten chemisch-synthetisch hergestellter Medikamente in den Hintergrund getreten waren, inzwischen wieder an Bedeutung gewonnen. Zwischen uns Menschen und unseren Pflanzen besteht nämlich - ganz allgemein gesagt - eine sehr enge Verwandtschaft.

Die heilenden Wirkstoffe von Pflanzen werden deshalb von den Empfangsorganen (Rezeptoren) unseres Organismus sehr gut aufgenommen; die Inhaltsstoffe unserer ausgewählten Zauberpflanzen werden von unseren weiblichen Rezeptoren nicht nur sehr gut, sondern ganz besonders gut aufgenommen.

Hier eine kurzgefasste **Zusammenstellung der wissenschaftlich nachgewiesenen Inhaltsstoffe**, von denen ich die wichtigsten im Anschluss ausführlicher erläutere.

Frauenmantel: Wenige ätherische Öle; Gerbstoffe, Linolsäure, Lecithin, Vitamin C, Phosphor, Saponine, wenige Bitterstoffe; Flavonoide, Inulin, Salicylsäure in Spuren, Tannine, pflanzliche Hormone. Die Wurzel ist wenig erforscht.
Schafgarbe: Die grünen Teile sind besonders reich an Chlorophyll und Nährsalzen. Weitere Inhaltsstoffe sind Inulin, Vitamin C, organische Säuren, Kieselsäure, Kalium, Phosphor, Schwefel, Bitterstoff Achillein, Gerbstoffe, Flavonoide, Cumarine, ätherisches Öl (mit Cineol und Azulen) und pflanzliche Hormone.
Weiße Taubnessel: Reich an Mineralsalzen und Spurenelementen. Gerb- und Schleimstoffe, wenige ätherische Öle; Saponine, Flavonoide, Glykoside, Zucker, wenig Bitterstoffe, Inulin, Alkaloide u.a. pflanzliche Hormone. Die grünen Teile und die Wurzel sind wenig erforscht.
Beifuß: Bläulich grünliches oder gelbliches ätherisches Öl mit Cineol und Absinthol als Hauptanteil, Azulen und Kampfer; weniger Thujon und Bitterstoffe als echter Wermut. Gerbstoffe, Inulin, Eiweiß, Harz,

ein bitteres Alkaloid; reicher Gehalt an Mineralstoffen und Spurenelementen sowie an pflanzlichen Hormonen.
Rainfarn: Hauptwirkstoffe sind die ätherischen Öle: Thujon (kann 60 bis 70% betragen) und Kampfer. Reicher Gehalt an Mineralstoffen, Spurenelementen und Chlorophyll; außerdem Bitterstoffe, Inulin, Gerbstoffe und pflanzliche Hormone.

Spezifische Wirkkräfte

Gemeinsam verfügen unsere fünf Zauberpflanzen, wie Du siehst, über einen großen Reichtum an aktiven biologischen Wirkstoffen. Diese, auch Vitalstoffe genannt, können alle Vorgänge in unserem Organismus beeinflussen und wirken sich gleichzeitig auf unser seelisches Befinden aus. "Der Körper wirkt mittels der Seele, und die Seele wirkt mit Hilfe des Körpers", sagte schon Hildegard von Bingen.
Gesundes Wachstum in der Jugend sowie Erneuerung, Verjüngung und Regeneration bis ins hohe Alter und alle Auf- und Abbauvorgänge in unserem Körper werden von Vitalstoffen mitbestimmt. Ganz allgemein gehören zu den Vitalstoffen unserer Zauberpflanzen außer Vitaminen, Mineralstoffen, Spurenelementen, ätherischen Ölen auch Enzyme (Fermente), Farbstoffe und Aromastoffe.
Aufgrund falscher Ernährung mit denaturierten Nahrungsmitteln, zu viel Stress, Umweltbelastungen usw. ist ein Mangel an diesen aktiven biologischen Wirkstoffen heute weit verbreitet. Durch dauerhaften Mangel oder völliges Fehlen nur einiger Vitalstoffe in unserer täglichen Nahrung können Funktionsabläufe in unserem Organismus nicht normal stattfinden, sie werden empfindlich gestört. Das ständi-

ge Streben unseres Organismus, seine naturgegebene Ordnung, die Gesundheit, zu erhalten und auch wiederherzustellen, ist erschwert.

Pflanzliche Hormone

Die natürlicherweise in unseren Zauberpflanzen enthaltenen hormonähnlichen Substanzen werden auch als pflanzliche Hormone bezeichnet. Sie sind nicht mit menschlichen Hormonen identisch und greifen deshalb niemals störend in unseren Hormonhaushalt ein. Die moderne Wissenschaft kennt zwar ganz allgemein die Wirkung von Hormonen, aber beim Einwirken mit Hormonpräparaten auf unser sensibles, äußerst empfindliches innersekretorisches Drüsensystem - das sind die sieben geheimen Steuerungsorgane unseres Organismus (Nebennieren, weibliche Geschlechtsdrüsen, Bauchspeicheldrüse, Thymusdrüse, Schilddrüse, Hirnanhangdrüse und Zirbeldrüse) - sind Nebenwirkungen längst nicht ausreichend erforscht.

Pflanzliche Hormone zeigen in Verbindung mit anderen Inhaltsstoffen, wie sie in unseren Zauberpflanzen vorkommen (z.B. mit Saponinen, denen ein hormonähnlicher Charakter zugeschrieben wird), eine erstaunliche Anpassungsfähigkeit. Bei hormonaler Unausgeglichenheit oder Fehlfunktionen vielfältiger Art können diese hormonähnlichen Substanzen - pflanzliche Hormone - von unserem Organismus völlig selbständig und ganz gezielt genutzt werden. Sie wirken regulierend und ausgleichend bei Mangel und Überfluss. Das würde zum Beispiel heißen: Wenn in unserem Organismus Östrogene gebraucht werden, werden die pflanzlichen Hormone durch ihre einmalige Anpassungsfähigkeit östrogenähnliche

Wirkungen entfalten. Beim prämenstruellen Syndrom (PMS) zum Beispiel, einer Störung, die meistens von einem zu hohen Hormonspiegel im Blut verursacht wird, können sie wesentlich zur Regulierung des hormonalen Gleichgewichts beitragen. Die Qualität der Hormonsekrete, die von unseren Drüsen erzeugt und an das Blut sowie an das Nervensystem abgegeben werden, kann von den pflanzlichen Hormonen entscheidend verbessert werden. Die Tätigkeit unserer Drüsen wird also von pflanzlichen Hormonen angeregt, während im Labor künstlich hergestellte Hormone unsere Drüsentätigkeit erlahmen lassen!

Mit dem für uns Frauen so aktuellen Thema „Hormone" habe ich mich viele Jahre lang eingehend befasst. Meine heutige Einstellung zu Hormonen hat sich wesentlich während meiner Ausbildungen bei Dr. med. Max Otto Bruker (zur ärztlich geprüften Gesundheitsberaterin) und bei Dr. V.P. Khanna am „Research Institute for Yoga Therapy and Nature Cure" in Almora, Indien (zur Ayurveda-Therapeutin) herausgebildet. Ganz besonders beeinflusst wurde ich durch das Studium von Beiträgen in den „Health News Letters", herausgegeben von Dr. med. Christiane Northrup und den Ärzten Julian Whitaker und Richard Schultze (einem Kräuterspezialisten in den USA). Christiane Northrup veröffentlichte das Buch „Frauenkörper - Frauenweisheit", das 2001 in Deutschland in der 5. Auflage erschien. (Julian Whitaker ist Autor von „Health and Healing - Tomorrow's Medicine today" und Richard Schultze schrieb das Buch „Get Well".)

Zu meiner Einstellung beigetragen haben aber auch meine eigenen jahrzehntelangen Beobachtungen und Erfahrungen:
Während meiner Berufstätigkeit in den 28 Jahren, die ich in den USA

verbrachte, bin ich mit vielen Menschen zusammengekommen. Meine Kolleginnen - leider muss ich das sagen - hatten fast alle „female problems". Dagegen nahmen sie ganz selbstverständlich irgendwelche Tabletten ein, ohne nach deren Nebenwirkungen zu fragen oder nach den Ursachen ihrer Beschwerden zu forschen.

Da ich in meinen jüngeren Jahren an gewissen Tagen auch nicht immer ohne Probleme war, wurden mir solche „Wundertabletten" oftmals wärmstens empfohlen. Meine Vorbehalte wurden als völlig unbegründet zurückgewiesen, denn alle waren überzeugt, dass kein Präparat verkauft werden dürfe, wenn es irgendwelche schädliche Nebenwirkungen hätte. Später mussten viele meiner Kolleginnen die leidvolle Erfahrung eines operativen Eingriffs machen.

Heilpflanzen waren zu der Zeit völlig in Vergessenheit geraten und vielen ganz unbekannt; ein Bezug zu Natur und Natürlichkeit fehlte völlig. Ich wurde als etwas „hinterwäldlerisch", abergläubisch und dem Indianerkult hörig belächelt. Tatsächlich war ich von der indianischen Heilkunst fasziniert. Eingeweiht in diese hat mich meine kanadische Freundin Newa. Sie hatte als einzige weiße Ärztin drei Jahre lang in einer Indianerreservation gelebt und mit Medizinfrauen und Medizinmännern zusammen gearbeitet. In den sechziger Jahren, als ich sie kennenlernte, war sie bereits in fortgeschrittenem Alter, und Frauen in der Medizin waren - auch in Amerika - noch eine Seltenheit. Die Lebenserfahrungen dieser Frau waren für mich faszinierend und lehrreich zugleich. Nach der indianischen Heilkunde, so Newa, werden die Wirkkräfte der Pflanzen von ihnen innewohnenden aktiven Agenten bestimmt, die sich in unserem Organismus immer ganzheitlich, aber in bestimmten Bereichen auch speziell auswirken.

Dr. Christiane Northrup empfiehlt in ihrem Buch „Frauenkörper – Frauenweisheit", pflanzliche Hormonpräparate zu Hilfe zu nehmen, wenn Hormone gebraucht werden, oder auf diese umzustellen. Natürlich benötigen wir dabei professionelle, auf diesem Gebiet kundige ärztliche Hilfe, d.h. wir müssen uns eine Ärztin oder einen Arzt suchen, die oder der sich mit pflanzlichen Hormonpräparaten auskennt und uns diese verordnen kann. Pflanzliche Hormonpräparate werden aus Pflanzen wie Soja, Yams (eine Art Süßkartoffel) und anderen hergestellt, die in größerer Konzentration pflanzliche Hormone enthalten. Unsere Zauberpflanzen eignen sich dafür nicht.

Mit Hormonpräparaten, die das Leiden von Tieren beinhalten (wie z.B. ein Präparat aus dem Urin schwangerer Stuten, die einen Katheter eingesetzt bekommen, nicht mehr springen können und denen die Fohlen gleich nach der Geburt weggenommen werden) können wir unsere Gesundheit, unser Wohlbefinden oder gar unsere Jugendlichkeit nicht erkaufen wollen. Das, liebe Freundin, kann nicht im Sinne der Schöpfung sein. Besinnen wir uns auf unsere Wurzeln. Unsere Lehrmeisterin kann nur die Natur sein. Wenn wir uns selbst - als Teil der Natur - mit natürlichen einfachen Mitteln wie unseren Zauberpflanzen pflegen, dann wird die Natur von sich aus viel mehr für uns tun als wir erwarten.

Schau oft ins Buche der Natur,
es zeigt Dir Gottheit's Spur,
und was die Welt Dir beut zur Schau,
betrachte prüfend und genau!
(Verfasserin unbekannt)

Saponine

Diese leicht schäumenden Substanzen in unseren Zauberpflanzen sollen hormonähnlichen Charakter haben und unsere innersekretorischen Drüsen beeinflussen, insbesondere unsere weiblichen Geschlechtsdrüsen. Saponine fördern die Bildung von Sekreten und haben auch schleimlösende Eigenschaften. Sie können die Wirkungen anderer Pflanzen wesentlich verstärken und für eine gute Aufnahme von Nährstoffen sorgen. – Als Nebenwirkungen bei Überdosierung können Magen- und Darmschleimhautreizungen auftreten.

Gerbstoffe

Gerbstoffe in unseren Zauberpflanzen sind in der Lage, Eiweißstoffe der Haut oder der Schleimhäute zu binden und in widerstandsfähige Stoffe zu überführen. Sie können angesiedelten Bakterien und anderen Mikroorganismen den Nährboden entziehen. Äußerlich und innerlich wirken sie entzündungshemmend.

Kieselsäure

In unseren Zauberpflanzen ist Kieselsäure mäßig enthalten, jedoch in gut wasserlöslicher Form. Kieselsäure ist ein unentbehrlicher Bestandteil des menschlichen Organismus, wichtig vor allem für unser Bindegewebe, unsere Haut, Haare und Nägel. Sie wirkt äußerlich und innerlich wundheilend, entzündungshemmend, fiebersenkend und kommt in vielen Arzneimitteln vor.

Salicylsäure

Dieser Wirkstoff ist in unseren Zauberpflanzen nur in Spuren enthalten, im Frauenmantel stärker als in den anderen vier Zauberpflanzen. Salicylsäure gilt als schmerzstillend, entzündungshemmend, fiebersenkend und kommt in vielen Arzneimitteln vor.

Alkaloide

Diese stark wirkenden Stoffe - "Heilgifte" - sind in unseren Zauberpflanzen in so geringer Menge enthalten, dass sie keine nachteiligen Wirkungen haben. Sie können die ganzheitlichen Heilwirkungen einer Pflanze unterstützen, ohne selbst in Erscheinung zu treten.

Inulin

Dieses stärkeartige Kohlehydrat, ein lösliches Polysacharid, das leicht zu Fruchtzucker abbaubar ist, macht unsere fünf Zauberpflanzen für Diabetiker interessant. (Inulin ist jedoch kein Ersatz für Insulin und sollte nicht damit verwechselt werden.) Die Zahl der Menschen, die an Diabetes leiden, wird sich wahrscheinlich in den nächsten zehn Jahren verdoppeln. Vorbeugen ist auch hier die beste Maßnahme.

Bitterstoffe

Bitterstoffe befinden sich mehr oder weniger ausgeprägt in unseren Zauberpflanzen. Da die Pflanzen aber außer Bitterstoffen mehrere Geschmacksstoffe harmonisch in sich vereinen, haben sie besonders

tiefgreifende Heilwirkungen in einem jeweils breitgefächerten therapeutischen Wirkungsspektrum. Die aromatischen Bitterstoffe reinigen ganz allgemein unsere Körpersäfte, wirken entgiftend und antibakteriell sowie anregend auf unsere Lebertätigkeit, Gallensekretion und Verdauung.
Der Geschmacksstoff "bitter" fehlt heute vielfach in unserer Nahrung, weil er unserer Zunge nicht gerade angenehm ist. "Bitter" hat aber u.a. die einmalige Eigenschaft, unseren Geschmackssinn zu beleben und sogar einen verloren gegangenen Geschmackssinn wieder herzustellen.

Unsere Sinne Geschmack und Geruch sind eng miteinander verbunden - mit direktem Kontakt zum Gehirn. Aromastoffe können also sofortige Reaktionen auslösen.

Bitterstoffe sind jedoch im Übermaß und bei längerem Gebrauch nicht ganz ungefährlich. Sie können Energieverlust, Abmagerung, Verstopfung, Trockenheit und eine Reduzierung aller Gewebselemente im Körper bewirken. Viel hilft nicht viel!
Unsere Zauberpflanzen mit ihren aromatischen Bitterstoffen sollten deswegen nicht überdosiert, sondern individuell begrenzt angewendet werden.

Chlorophyll

Dieser geheimnisvolle Farbstoff ist an der Photosynthese, dem wichtigsten Vorgang auf unserem Planeten, ganz wesentlich mitbeteiligt und hat für die Pflanzenwelt eine ähnliche Bedeutung wie der rote

Farbstoff im menschlichen Blut. – Ganz allgemein hat die Farbe Grün eine beruhigende, entkrampfende Wirkung. Sie zeigt die Frische der Pflanzen an und kann die Vermehrung von Bakterien und anderen Mikroorganismen hemmen. In unseren Zauberpflanzen finden wir recht unterschiedliche Grüntöne. Vom zarten Gelb-Grün im **Frauenmantel** über das satte und tiefdunkle Grün im **Rainfarn** zum Blau-Grün mit silbrigem Ton auf der unteren Blattseite des **Beifuß**. Die Indianer sagen, Grün sei der Schoß unserer Mutter Erde. Grün birgt unser Heil und unsere Gesundheit, denn Grün trägt das Gold (Gelb) der Sonne und das tiefe Blau des Himmels als unsichtbare Wunderkräfte in sich. Harmonie und Ordnung, Hilfe gegen die Unordnung der Zeit, liegen verborgen im Grün der Natur.

Ätherische Öle

Sehr tief können uns die geheimnisvollen Ausstrahlungen der in unseren Zauberpflanzen enthaltenen ätherischen Öle berühren, indem sie unseren Körper, unsere Seele und unseren Geist ansprechen. Sie vermögen unsere bewusste Wahrnehmung zu fördern, Intuition und Erinnerungen zu wecken sowie innere Kälte und depressive Stimmungen zu vertreiben und unsere Seele mit Licht und Sonne zu erhellen.

Auf der körperlichen Ebene wirken die flüchtigen Öle, die von den Griechen "Himmelsluft" genannt wurden, innerlich und äußerlich antimikrobiell, antiseptisch, entzündungshemmend, desinfizierend und wundheilend. Über den Charakter und die Persönlichkeit einer

Pflanzengestalt kann diese "Himmelsluft" Auskunft geben. – Zart und fein spricht uns die Ausstrahlung des **Frauenmantels** an, balsamisch, aromatisch die **Schafgarbe** oder auf seine Weise der **Beifuß**, während der **Rainfarn** in seiner kräftigen Sprache nicht zu übertönen ist. Die Blüten der **Weißen Taubnessel** sprechen lieblich von Unschuld und Reinheit, ihre grünen Teile erzählen Geheimnisvolles von unserer Mutter Erde.

In Asien wird unsere Nase als Tor zum Gehirn und zum Bewusstsein gesehen. Lebensenergie wird mit dem Atem durch die Nase aufgenommen, doch gleichzeitig ist sie der Sitz unseres Geruchssinns. Dieser hat direkte Verbindungen zu unserem Gehirn, und seine Wahrnehmungen können augenblickliche Reaktionen auslösen. Unser Geruchssinn, der heute oftmals das Wahre vom künstlich Nachgemachten kaum noch zu unterscheiden vermag, kann durch diese "Himmelsluft" wiederbelebt und auch geschult werden. Bedenke: Ein Tier, das nicht mehr riechen und schmecken kann, ist in der freien Natur nicht überlebensfähig.

Azulen

Dieser blaue Wirkstoff in den ätherischen Ölen unserer Zauberpflanzen **Schafgarbe** und **Beifuß** hat eine beruhigende, entzündungshemmende, antiallergische und regenerative Wirkung - äußerlich und innerlich.

Kampfer

Im ätherischen Öl unserer Zauberpflanze **Rainfarn** sollen sich weit über hundert Substanzen befinden, u.a. Kampfer. Kampfer wird sonst hauptsächlich durch Wasserdampfdestillation aus dem Holz des asiatischen Kampferbaums gewonnen. – Schon in Spuren wirkt Kampfer durchblutungsfördernd, keimtötend, entzündungshemmend - äußerlich und innerlich. Er gilt in Indien als Mittel zur Steigerung der Wahrnehmung, vermag dem Geist und der Seele Klarheit zu verleihen und trägt das Prinzip des Lichts und der Harmonie in sich.

! *Bei Überdosierung kann Kampfer giftig sein und unberechenbare Reaktionen auslösen.* Deshalb ist Vorsicht angebracht!

Thujon

Besonders im **Rainfarn** und im Echten Wermut, weniger im **Beifuß**, befindet sich dieses ätherische Öl, das sonst hauptsächlich aus dem Lebensbaum, der ursprünglich aus China stammt, gewonnen wird. Dieser starke Wirkstoff Thujon soll Geschwulstbildungen, innerlich und äußerlich (auch Warzen), entgegen wirken können. Außerdem ist Thujon wirkungsvoll gegen Darmparasiten, Pilzinfektionen, Blasenentzündungen, Rheuma und beeinflusst unser innersekretorisches Drüsensystem und das vegetative Nervensystem.

Bei zu langer, unkontrollierter Einnahme hat dieses stark wirksame Öl eine ganze Reihe von Nebenwirkungen, etwa Krämpfe oder Allergien, und kann sogar epileptische Anfälle auslösen. *Der reiche Gehalt*
! *an Thujon und zusätzlich an Kampfer macht den Rainfarn zu einer "Gift-Heil-Pflanze". Deshalb dürfen wir ihn nur mit großer Vorsicht und Umsicht verwenden.*

Gemeinsame Wirkkräfte

Ein geheimnisvolles Zusammenspiel von unberechenbaren Qualitäten bestimmt die Wirkkräfte unserer Zauberpflanzen. Dem Wesen und Charakter jeder einzelnen Pflanze entsprechend sind diese stärker oder schwächer entzündungshemmend, antibakteriell, antimikrobiell, desinfizierend und antibiotisch wirkend ausgeprägt.
Gemessen an der Konzentration bestimmter Inhaltsstoffe ist zum Beispiel der **Rainfarn** in den eben genannten Wirkungen am stärksten. Der **Beifuß** und die drei anderen Pflanzen, **Frauenmantel**, **Weiße Taubnessel** und **Schafgarbe**, sind dem Rainfarn an Heilwirkung deshalb aber nicht unterlegen. In natürlicher Form besitzen alle fünf Zauberpflanzen u.a. antibiotische Kräfte. Schon in geringster Konzentration können diese Wachstum, Ausbreitung und Vitalität von Mikroben etc. hemmen. Unserem Organismus können diese Wirkstoffe in der Form, wie sie in unseren Pflanzen enthalten sind, schon in Spuren helfen, seine natürliche Ordnung aufrecht zu erhalten, ihn vorbeugend zu schützen und auch wiederherzustellen. Bei Störungen vielfältiger Art mit oftmals unbekannten Ursachen können Dir, liebe Freundin, unsere fünf Zauberpflanzen bei ausgewogener Anwendung von unschätzbarem Wert sein:

Sie können gestörte Stoffwechselprozesse und Ausscheidungsvorgänge verändern: Durch umstimmende Kräfte, die sowohl auf körperlicher wie seelischer Ebene wirken, stellen sie allmählich den naturgegebenen, normalen Gesundheitszustand wieder her.

Sie haben eine reinigende Wirkung auf alle Körpersäfte wie Blut, Urin, Speichel etc. Sie beseitigen Toxine, Ablagerungen etc.

Sie stärken unsere Abwehrkräfte, unser Immunsystem.

Sie schützen durch ihre infektionswidrige, antiparasitäre Wirkung vor ansteckenden Krankheiten.

Sie unterstützen die Haut, unser größtes Organ, in ihrer Funktion und machen sie rein und klar. Sie fördern die Erneuerung der Hautzellen. Sie sind - äußerlich angewendet - hautpflegend, beseitigen Unreinheiten unterschiedlichster Art und wirken wundheilend.

Sie unterstützen die Erneuerungsbestrebungen unseres gesamten Organismus bis ins hohe Alter.

Weit über diese Gesamtwirkungen hinaus haben unsere Zauberpflanzen aphrodisisch wirkende Kräfte (benannt nach der griechischen Göttin der Liebe, Aphrodite, ursprünglich die dreifaltige Göttin, die über Geburt, Leben, Liebe, Tod, Zeit und Schicksal regiert).

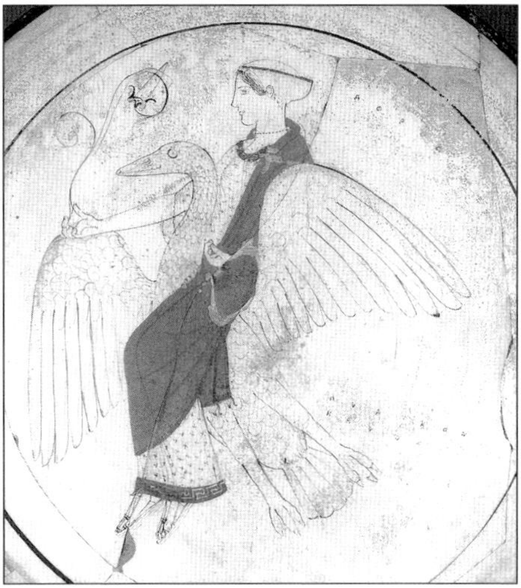

Aphrodite - Rhodos, ca. 460 v.u.Z.

Aphrodisische Kräfte

Diese geheimnisvollen Lebenskräfte stehen in enger Beziehung zur kosmischen weiblichen Energie und tragen das Prinzip des Lichts, der Klarheit, der bewussten Sinneswahrnehmung, der Intelligenz und der Harmonie in sich. Die aphrodisischen - lebenschaffenden - Wirkungen unserer Zauberpflanzen fördern die in uns angelegte Fähigkeit, neues Leben hervorzubringen, und - nicht weniger bedeutend - die Erneuerung des eigenen Lebens. Alle Gewebselemente werden von diesen Lebenskräften angesprochen, unser psychosomatisches Sein wird neu belebt, Verfall und Alterung werden aufgehalten; sogar eine Umkehr dieser Prozesse soll in gewissem Maße möglich sein.

Die gewaltigen, wenn auch nicht berechenbaren aphrodisischen Kräfte der Pflanzen sind seit Urzeiten wohlbekannt. Bei vielen Naturvölkern, wie bei den Indianern in Nordamerika, in der traditionellen chinesischen Heilkunde, im indischen Ayurveda und in unserem eigenen Kulturkreis brachte man Pflanzen, in denen u.a. diese Kräfte verborgen waren, mit magischem Zauber, Geistern und Dämonen in Verbindung. Tief beeindruckt war ich von der außergewöhnlichen Wertschätzung unserer, mir seit meiner Jugendzeit vertrauten Zauberpflanzen im Ayurveda, der indischen Lehre vom Leben, in die ich in Indien eingeführt wurde.

Das Ziel im Ayurveda ist nicht ein langes Leben, sondern bewusste Lebensverwirklichung mit natürlicher Kreativität, innerer Freude ohne äußeren Anlass. Mit Pflanzen, die aphrodisisch wirkende Kräfte in sich tragen wie unsere Zaubenpflanzen, das Ambrosia der Lebens-

erneuerung, in Indien auch "Soma" genannt, versucht man diesem Ziel näher zu kommen.
Unter „Soma" wird im Ayurveda eine übergeordnete nicht real greifbare Energie verstanden, die in allen Pflanzen schwingt. Diese subtile Energie kann schwach oder stark ausgeprägt sein. Wildpflanzen, wie unsere ausgewählten Zauberpflanzen, besitzen kräftiges „Soma". Das pflanzliche „Soma" soll im menschlichen Körper Bezug zu einer ihr ähnlichen Essenz haben, die als „Ojas" bezeichnet wird. Bei den heute weit verbreiteten psychosomatischen Störungen, vor allem bei Depressionen, ließe sich - simpel ausgedrückt - sagen: Dem menschlichen „Ojas" fehlt pflanzliches „Soma" - der einfache, natürliche Zauber der Natur, den wir mit allen Sinnen aufnehmen können.

Du kannst Dir, liebe Freundin, pflanzliches „Soma" und „Ojas" im menschlichen Körper vorstellen als das geheimnisvolle Etwas, das Körper, Seele und Geist zusammenhält - sie zu einer Einheit verbindet - und für Ausgewogenheit sorgt. Das „Soma" unserer Zauberpflanzen versorgt unser „Ojas" und gibt uns Vitalität, Zufriedenheit, starke Abwehrkräfte, eine Haut von seidigem Glanz, ja, strahlende Gesundheit. Bestimmte individuell zusammengestellte Nahrungsmittel ebenso wie alle positiven geistigen Erlebnisse und Glückserfahrungen tragen zur Vermehrung von „Ojas" bei.

Wenn Du hierzu auch den Abschnitt über pflanzliche Hormone ab Seite 48 liest, wirst Du bemerken, wie eng verknüpft die Wirkungen der pflanzlichen Hormone mit den aphrodisischen Kräften unserer Zauberpflanzen sind: Beide tragen zu unserem ganzheitlichen Wohlbefinden bei.

Nebenwirkungen unserer Zauberpflanzen

Heute können wir nicht mehr sagen, dass eine Pflanze zum Beispiel keine Allergien auslöst, denn Überempfindlichkeiten haben sehr stark zugenommen.
Bei unserem **Frauenmantel** sind keinerlei Nebenwirkungen bekannt. Diese Pflanze habe ich deshalb zum leichten Einstieg am Anfang vorgestellt.
Unsere **Schafgarbe** kann eventuell die Lichtsensibilität der Haut erhöhen; sind Empfindlichkeiten in dieser Richtung bereits bekannt, ist eine Mischung der Schafgarbe mit dem Frauenmantel vorteilhaft.
Von unserer **Weißen Taubnessel** sind - ebenso wie vom Frauenmantel - keine Nebenwirkungen bekannt.
Die Anwendung unseres **Beifuß** ist während einer Schwangerschaft umstritten. Sein Einfluss gilt bei uns als ungünstig. In Asien hingegen und besonders in der traditionellen chinesischen Medizin gilt er als günstig, sowohl während der Schwangerschaft als auch zur Geburtshilfe. Bei Pollenflugallergien ist Beifuß in Kräuterkissen nicht angebracht. Bei innerlichen Anwendungen muss sich eine Pollenflugallergie nicht störend auswirken.
Beifuß oder Wilder Wermut (Artemisia vulgaris) ist nicht so stark in seiner Wirkkraft wie der Echte Wermut (Artemisia absinthium), sollte jedoch ebenso mit individueller Sorgfalt angewendet werden.
Unser **Rainfarn**, die fünfte Zauberpflanze - eine Gift-Heil-Pflanze - habe ich als letzte ausgewählt. Hast Du mit den anderen vier Pflanzen positive Erfahrungen gemacht, so ist sicherlich ein gutes Funda-

ment vorhanden, um mit dem Rainfarn zu experimentieren. Seine Freundschaft solltest Du Dir niemals verderben, indem Du mit dieser Zauberpflanze zu großzügig umgehst. *Durch Überdosierung können* ! *Erbrechen, Durchfall, Krämpfe, Allergien etc. ausgelöst werden.* Eine so stark wirkende Pflanze, die Insekten etc. abtöten kann, kann auch im menschlichen Körper unter Umständen Schaden anrichten.
Selbstverständlich sollte es sein, dass man bei gesundheitlichen Störungen nicht "herumdoktert", sondern professionelle Hilfe in Anspruch nimmt.

Bevor wir uns erneut der Praxis zuwenden – denn nur was man wirklich tut, tut auch gut – einiges zum Nachdenken:
Paracelsus, der berühmte Arzt des Mittelalters, sagte: "Gott hat keine Krankheit kommen lassen, ohne dass er ihre Arznei in der Natur geschaffen hat." An anderer Stelle heißt es bei ihm: "Alles Kranksein wurzelt im Geist." Erkenne Dich selbst, sagen Urweisheiten, erhalte Dir Dein Heil - das ist die wichtigste Aufgabe eines jeden Menschen. Wiesen und Berge, Wald und Flur - alle Plätze, wo unsere Zauberpflanzen ihr Zuhause haben - sind unerschöpfliche heilige Apotheken, heute genauso wie einst.
"Gegen das aber, was man im Überfluss hat", so Sebastian Kneipp, "wird man gleichgültig und daher kommt es auch, dass viele hundert Pflanzen und Kräuter für wertlose Unkräuter gehalten werden und mit Füßen zertreten, anstatt dass man sie beachtet und gebraucht."
Zu diesen im Überfluss vorhandenen Pflanzen gehören unsere Zauberpflanzen.

Taf XXXI
[XXXII]

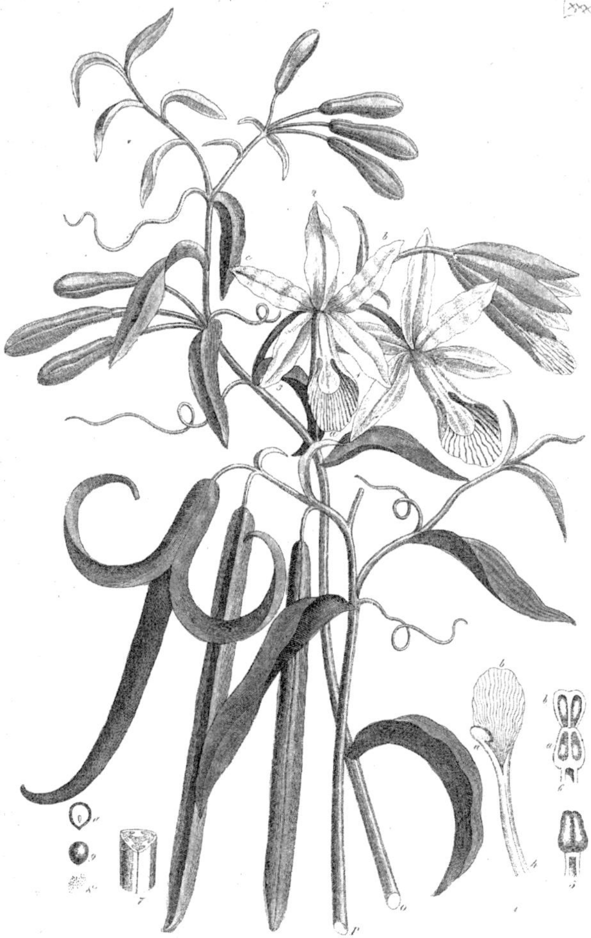

Flachblätterige Vanille. *Vanilla planifolia Andr.*

5

Mischen der Zauberpflanzen und Kombinieren mit exotischen Gewürzen

Da unsere Zauberpflanzen alle in gleicher Weise zubereitet werden, nämlich durch Aufbrühen, ist es sehr einfach, sie zu mischen (wie schon in Kapitel 3 empfohlen). Nutze Deine Intuition, Deine eigene Eingebung, um zu bestimmen, welche Pflanzen Du miteinander vereinen möchtest und in welchem Verhältnis zueinander. Vielleicht möchtest Du auch, dass in Deinem Heilgetränk die eine oder andere Zauberpflanze dominieren soll.

Eine noch größere Vielfalt an Möglichkeiten eröffnet sich Dir, wenn Du exotische Gewürze mit einbeziehst.

Mit Lust und Liebe ist die Kunst des Mischens zwar leicht erlernbar, sie erfordert jedoch einige Übung.

In unserer westlichen Welt sind Kombinationen von Heilpflanzen mit exotischen Gewürzen bisher noch wenig bekannt. Während die Gewürze tropischen Ursprungs sein können, sollte es sich bei den Heilpflanzen, so wie bei unseren fünf Zauberpflanzen, um heimische Gewächse handeln. Die Kunst der Kombination erlernte ich vor Jahren im Himalaya und war davon vollkommen fasziniert. Seitdem konnte ich die erstaunlichsten und wundervollsten Erfahrungen damit machen.

In den vorangegangenen Kapiteln hast Du schon gesehen, dass jede einzelne Zauberpflanze mehr als eine Wirkung hat. Wird sie nun mit einem ausgewählten Gewürz oder mit anderen Zauberpflanzen gemischt, bestimmen diese mit darüber, wie sich das Ganze auf unseren Organismus auswirkt.
Während einer Kuranwendung mit unseren Zauberpflanzen kannst Du durch einen Wechsel des beigegebenen Gewürzes nach einiger Zeit auf eine andere als die anfänglich ausgesuchte spezielle Wirkung hinzielen. Um das Gewünschte zu erreichen, musst Du natürlich mit den Wirkungen der einzelnen Zauberpflanzen vertraut sein und gleichzeitig Kenntnisse über den Einflussbereich des jeweiligen Gewürzes haben.

Was können exotische Gewürze in Kombinationen mit unseren Zauberpflanzen-Getränken für uns tun?

In Verbindung mit aromatischen Gewürzen haben unsere Zauberpflanzen eine ganzheitliche Wirkung, die sich kurzfristig in unserem vegetativen Nervensystem bemerkbar machen kann. Nicht direkt spürbar ist ihre langfristige Wirkung auf unser Drüsen- und Zentralnervensystem und in anderen, nicht näher bestimmbaren Bereichen. Diese sind jedoch von entscheidender Bedeutung für unsere gesamte Entwicklung.
Die in den Gewürzen enthaltenen flüchtigen ätherischen Öle stimulieren unseren Geruchs- und Geschmackssinn und unsere bewusste Wahrnehmung ebenso wie die Bildung von Magensäften. Damit erhöhen sie die Aufnahmefähigkeit unseres Organismus für die Heilkräfte und Inhaltsstoffe unserer Zauberpflanzen um ein Vielfaches.

Exotische Gewürze sind Speicher für die Sonnenenergie. Sie sprechen auch unsere sieben innersekretorischen Drüsen (vgl. S. 48) und unser vegetatives Nervensystem an - den Mittler zwischen Körper und Seele. Außerdem können sie Katalysatoren für die heilenden Kräfte unserer Zauberpflanzen sein.
Die Anlaufzeit für die Wirkung unserer Heilgetränke kann sich durch Kombinationen mit Gewürzen um ein Vielfaches verkürzen, und auch dadurch werden die Wirkungen des Getränks wesentlich verstärkt.
Gewürze können im Rahmen einer Kur mit unseren Zauberpflanzen mehrfach nach Belieben gewechselt werden. Alle zwei bis drei Tage, wenn gewünscht auch täglich, kannst Du ein anderes Gewürz nehmen, während die Zusammensetzung des Tees ansonsten gleich bleibt. Dieser Wechsel der Gewürze wirkt einem Gewöhnungseffekt entgegen, der meist nach zwei bis drei Wochen unveränderter kurmäßiger Anwendung eintritt. Der Organismus wird so immer wieder neu angeregt und von einer anderen Seite her stimuliert.
Fertige Gewürzmischungen sind in unseren Heilgetränken nicht angebracht und würden deren Heilkraft mindern. Oftmals genügt eine Zauberpflanze mit einem Gewürz. Je weniger gemischt wird, umso klarer ist der Einfluss.

Zimt, Ingwer, Safran, Kardamom, Lorbeer, Cayennepfeffer, Vanille, Gewürznelken, Kurkuma und ihre Heilwirkungen

Die hier empfohlenen Gewürze sind uns allen mehr oder weniger bekannt und lassen sich mit unseren Zauberpflanzen sehr wirkungsvoll kombinieren. Sie fördern u.a. als hervorragende Katalysatoren die Assimilation der hormonähnlichen Substanzen (vgl. Kap. 4, Pflanzliche Hormone) und die aphrodisisch wirkenden Kräfte unserer Zauberpflanzen. Ihre gemeinsamen Einflüsse erstrecken sich auf alle innersekretorischen Drüsen, insbesondere unsere weiblichen Geschlechtsdrüsen, und unser vegetatives Nervensystem. Durch die Stärkung unseres weiblichen Genitalsystems werden unserem Körper und unserer Seele neue Kräfte, neue Energien zugeführt. Diese Wirkung auf unseren gesamten Hormonhaushalt fördert auch die Bildung von lebenswichtigen Hormonsekreten mit subtilen Essenzen, den sogenannten "Ojas" (vgl. S. 61). Diese sind Voraussetzung für die Ausschüttung von Endorphinen, für bewusste Wahrnehmung, Klarheit und spirituelles Wachstum.

Die ausgewählten exotischen Gewürze tragen das Prinzip des Lichts und der Wärme in sich, und gemeinsam mit unseren Zauberpflanzen vertreiben sie innere Kälte, wirken regenerierend und Alterungsprozessen in Körper und Seele entgegen.

Die bedeutende Heilwirkung der einzelnen Gewürze

Zimt
- eine universelle Medizin für Frauen -

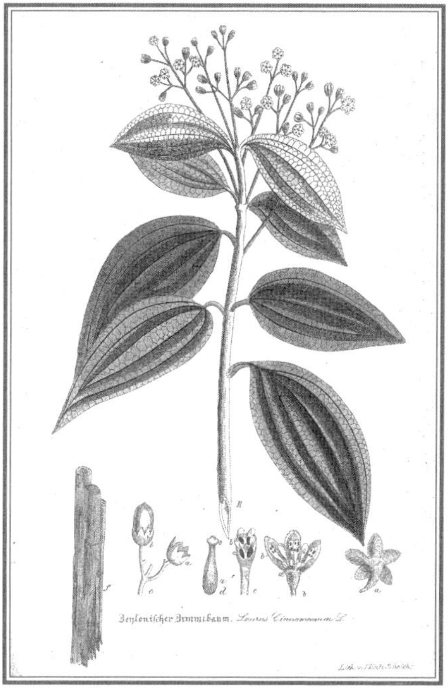

Zimt - aus einem alten Kräuterbuch;
links unten Abbildung der Zimtstange

Dieses Wundermittel aus dem Garten der Natur kann, ähnlich wie die später beschriebenen Gewürze Ingwer und Safran, spezielle Wirkkräfte unserer Zauberpflanzen wesentlich verstärken.
In Asien wird Zimt seit Urzeiten und auch heute noch in der Frauenheilkunde verwendet, um den Menstruationszyklus zu regulieren, ebenso wie zur Stärkung nach einer Entbindung und bei Wechseljahresbeschwerden.
Zimt wirkt desinfizierend, antiparasitisch, hemmt Pilzinfektionen (Candida albicans) und hat eine tiefe, geheimnisvolle Wirkung auf unser psychisches Gleichgewicht: Er aktiviert unsere Lebens- und Selbstheilungskräfte. Zimt vermag Blutungen zu stillen und die Durchblutung zu fördern. Seine Einflüs-

se auf die Nebennieren, die Bauchspeicheldrüse und den Glukose-Stoffwechsel, das Knochengewebe, den Kreislauf und die Atmung sind bedeutend.
Zimt ist ein Umstimmungsmittel für körperliches und seelisches Befinden, das bei stimmungsbedingtem Unwohlsein und Depressionen ebenso helfen kann wie bei Gedächtnisschwäche oder Schwindel.

Zubereitung von Zimt mit unseren Zauberpflanzen
Pulverisierter Zimt - von einer kleinen Prise bis zu 1/2 Teelöffel voll - kann mit einer unserer Zauberpflanzen oder mit mehreren gemischt (vgl. Kap. 3) aufgebrüht oder dem fertigen Tee in der Tasse hinzugefügt werden.

Verwendest Du Stangenzimt, wird er in kaltem Wasser angesetzt, langsam erwärmt und zum Kochen gebracht. Danach fügst Du eine Zauberpflanze oder eine Mischung aus mehreren hinzu. Das Ganze 10 Minuten ziehen lassen und abseihen.
Die Zubereitungen können recht unterschiedlich und individuell gestaltet werden.

Ingwer

- ein Gewürz, das biologisches Feuer entfacht -

Das zweitwichtigste Gewürz für uns Frauen - in Verbindung mit unseren Zauberpflanzen - ist der Ingwer. In Asien wird er als König der Gewürze bezeichnet - eine universelle Medizin, die alle Gewebselemente beeinflusst. Ingwer entfacht das biologische Feuer, den Stoffwechsel, löst und beseitigt Verschleimungen, hilft bei der Ausscheidung von Toxinen und Ablagerungen und trägt damit zur Reinigung aller Körpersäfte wie Blut, Urin oder Schweiß bei. Außerdem beseitigt er Stauungen und Blockaden und bringt die Körpersäfte zum Fließen. Viele unserer heutigen Beschwerden, wie erhöhter Cholesterinspiegel, Arteriosklerose etc., weisen auf einen gestörten Stoffwechsel hin. Ingwer, als universelle Medizin, wirkt sich regulierend aus und stärkt außerdem das Immunsystem, so dass er z.B. bei Grippe und Erkältungen angesagt ist.

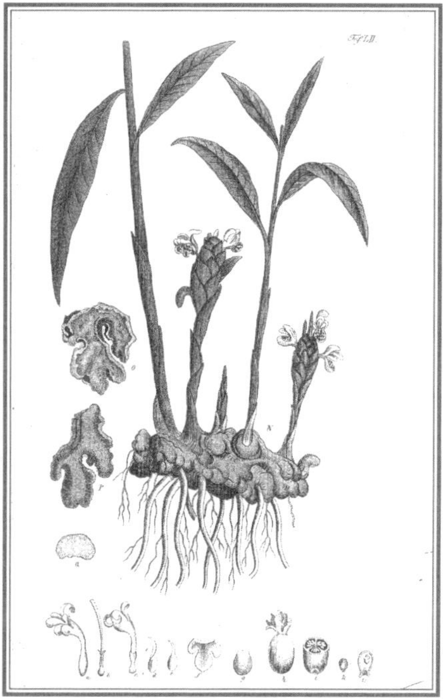

Ingwer -aus einem alten Kräuterbuch

Zubereitung von Ingwer mit unseren Zauberpflanzen

Eine frische Ingwerwurzel, wie sie in gut sortierten Gemüsegeschäften angeboten wird, eignet sich am besten für unsere Heilgetränke. Genaue Dosierungsvorschriften gibt es für kein exotisches Gewürz, auch nicht für den Ingwer. Willst Du Dich mit dieser "Wunderwurzel" anfreunden, verwendest Du anfangs ein kleines Stückchen davon, später etwas mehr. Ingwer besitzt Schärfe. Möchtest Du diese mildern, füge eine Prise Zimt oder Vanille hinzu.

Zur Zubereitung wird ein abgeschabtes Ingwerstückchen zerkleinert und in kaltem Wasser angesetzt. Du kannst die Ingwerstückchen im Wasser einmal zum Aufwallen bringen oder auch 5 bis 15 Minuten kochen. Nach dem Kochprozess setzt Du eine oder mehrere Zauberpflanzen (vgl. Kap. 3) zu. Das Ganze lässt Du dann 10 Minuten ziehen. Den trinkfertigen Tee kannst Du mit Honig süßen.

Safran

- Licht und Sonnenschein -

In unsere Zauberpflanzen-Getränke bringt der lebensbejahende, goldgelbe Farbton des Safran Licht und Sonnenschein. Ohne Licht kein Leben! Unsere Gesundheit und alle Lebensvorgänge werden vom Licht gesteuert. Das elementarste lebenspendende Mittel ist das Licht.

Kein Wunder also, dass in Asien Safran - der Sonnenscheinbrin-

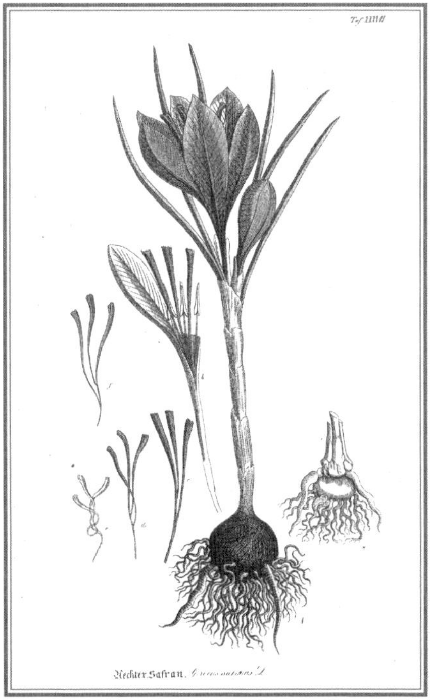

Safran - aus einem alten Kräuterbuch

ger - als ein Allheilmittel für Körper, Seele und Geist gilt. Gemeinsam hat Safran mit unseren Zauberpflanzen, dass sein revitalisierender Einfluss auf den Gewebsaufbau im ganzen Körper und auch in unserem weiblichen Genitalbereich nicht sofort spürbar ist. Er wirkt sich jedoch langfristig, ganz allmählich deutlich aus.
Safran sollte bei zunehmendem Mond verwendet werden, da er von anabolischem (aufbauendem) Charakter ist.
Dieser aphrodisische Sonnenschein-Bringer war seit Urzeiten ein Heilmittel speziell für alle Frauenbeschwerden, bei Menstruationsstörungen ebenso wie bei Problemen während der Wechseljahre.
Safran regt die Tätigkeit von Leber, Galle, Milz und Nieren an. Er vermag die Enzymaktivität zu steigern, die Eiweißverdauung zu verbessern und ist bei Allergien vielfältiger Art angebracht.

Nebenwirkungen: Während einer Schwangerschaft ist der Einfluß von Safran nicht günstig und kann zu einer Fehlgeburt beitragen.
! *Deshalb müssen Schwangere dieses Gewürz meiden.*

Zubereitung von Safran mit unseren Zauberpflanzen

Mit pulverisiertem Safran habe ich sehr gute Erfahrungen gemacht. Du brauchst sehr wenig, eine kleine Messerspitze genügt schon. Diese fügst Du dem fertigen Zauberpflanzen-Tee (nach Deiner Wahl bereitet, vgl. Kap. 3) in der Tasse hinzu. Mit etwas frisch gepresstem Zitronensaft und Honig löst er sich gut auf.

Kardamom
- ein die Stimmung aufhellendes Gewürz -

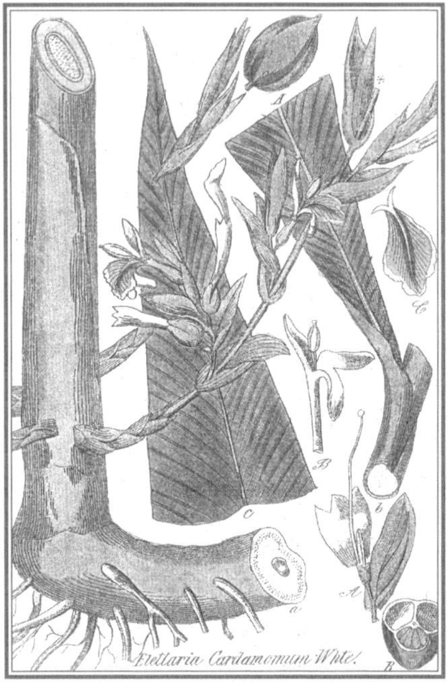

Kardamom -aus einem alten Kräuterbuch

Dieses edle Gewürz, das mit dem Ingwer verwandt ist, wirkt sich intensiv bei psychosomatischen Störungen aus. Diese hängen oft mit Gefühlen wie Angst (zusammenziehend, verkrampfend), Verbitterung (sich immer ungerecht behandelt und benachteiligt fühlen), Ärger und Hass (die kurzsichtig und "blind" machen) usw. zusammen. Anregend und aufhellend wirkt Kardamom depressiven Stimmungen entgegen. Du bekommst wieder Interesse und Lust, irgendetwas zu unternehmen.

In Verbindung mit unseren Zauberpflanzen können sich die regulierenden und ins Gleichgewicht bringenden Eigenschaften des Kardamom in sensibelsten Bereichen tiefgreifend auswirken.

Einem verwirrten oder verloren gegangenen Geschmackssinn kann Kardamom helfen, sich wieder zu regenerieren und zu normalisieren. Davon wird unser Geruchssinn ebenfalls profitieren. Beide Sinne sind nicht nur eng miteinander, sondern auch aufs tiefste mit unseren Gefühlen verbunden. So können Depressionen oft unterschätzte psychosomatische Auswirkungen auf unsere Sinnesorgane haben. Diese schädigenden Einflüsse können ungeheuer mächtig sein. In Verbindung mit unseren Zauberpflanzen entfaltet der Kardamom seinen wahren Charakter, der umstimmend für Klarheit sorgt. Anregend und zugleich beruhigend bringt er ein aufgeregtes, nervöses Wesen wieder ins Gleichgewicht, hilft, sich neu zu koordinieren und zu konzentrieren; auch das Gedächtnis zu stimulieren. Gemeinsam mit unseren Zauberpflanzen hat Kardamom auch regulierenden Einfluss auf den Blutdruck. Bei zu niedrigem Blutdruck darfst Du großzügiger mit Kardamom umgehen, denn er regt Herz und Kreislauf an.

Unseren Getränken verleiht Kardamom nicht nur ein unvergleichlich wohltuendes Aroma, sondern er wirkt außerdem desinfizierend, schleimlösend und antiallergisch.

In Verbindung mit unserer Weißen Taubnessel wirkt er besonders günstig auf Milz und Lymphsystem.

Eine wahre Wohltat für das gesamte Nerven- und Verdauungssystem kann ein Tee aus jeder einzelnen Zauberpflanze mit einem Zusatz von Kardamom und einer Prise Fenchel sein.

Zubereitung von Kardamom mit unseren Zauberpflanzen

Zerdrückte Kardamom-Kapseln werden mit unseren Zauberpflanzen zusammen aufgebrüht. Von pulverisiertem Kardamom kannst Du dem Tee in der Tasse eine kleine Prise oder eine Messerspitze voll hinzufügen. Genaue Vorschriften gibt es nicht, doch bedenke: Viel hilft nicht viel.

Lorbeerblätter
- edle Schutzkräfte -

Zu unseren Zauberpflanzen, besonders zu *Beifuß* und *Rainfarn*, passen die Wunderkräfte des Lorbeer ganz ausgezeichnet. Lorbeerblätter sollen einst die Menschen vor ansteckenden Krankheiten - Geistern und Dämonen - beschützt haben. In unseren Zauberpflanzen-Getränken können sie günstige Einflüsse auf Nieren, Blase und Harnwege haben, einer Steinbildung entgegenwirken und auch zur Beseitigung von Schwellungen und Flüssigkeitsansammlungen beitragen. Anregend und vitalisierend werden unsere Nebennieren angesprochen, die u.a. mit für dunkle Schatten und Ringe unter den Augen verantwortlich sind. Indirekt werden alle inneren Drüsen, von denen unsere Jugendlichkeit und Vitalität abhängt, beeinflusst. Die aromatischen Lorbeerblätter machen nicht nur Speisen leichter verdaulich und helfen mit bei der Eiweißverdauung, sondern haben auch antiseptische, entzündungshemmende und reinigende Eigenschaften. Lor-

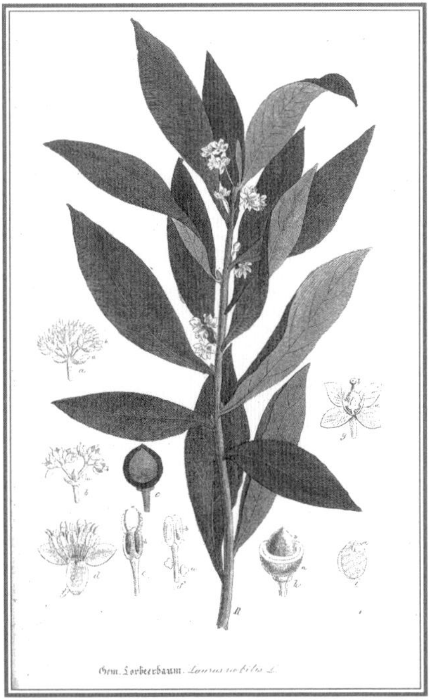

Lorbeer - aus einem alten Kräuterbuch

beerblätter sollten sparsam, aber des öfteren mit unseren Zauberpflanzen kombiniert verwendet werden.

Zubereitung von Lorbeerblättern mit unseren Zauberpflanzen
Ein bis zwei zerkleinerte Lorbeerblätter werden in einem Liter kaltem Wasser angesetzt, langsam erwärmt und aufgekocht. Nach dem Kochprozess fügst Du die ausgewählten Zauberkräuter (vgl. Kap. 3) hinzu und kannst nach 10 Minuten abseihen.

Cayennepfeffer

– Feuerfrucht der Sonne –

Eine kleine Prise dieser Feuerfrucht mit ihrer gespeicherten Sonnenenergie kann in einem Zauberpflanzen-Tee unsere Selbstheilungskräfte mobilisieren. Sie wirkt desinfizierend, keimtötend, kann den gesamten Kreislauf anregen und die subtilen Essenzen in den Sekreten unseres inneren Drüsensystems beeinflussen.
An so manchem dunklen Wintertag hat mir ein wenig Cayennepfeffer in meinem Tee, eine halbe Stunde vor dem Frühstück ge-

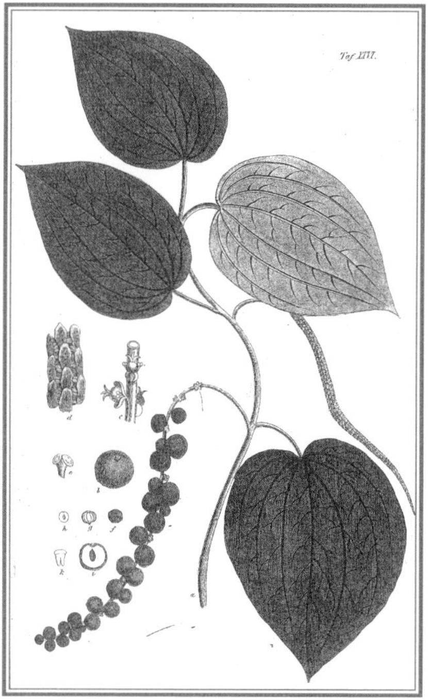

Pfeffer - aus einem alten Kräuterbuch

trunken, die Lebensgeister geweckt und Schwung für den ganzen Tag gegeben. Bei Menschen, die wie ich zu niedrigem Blutdruck neigen, kann dies im Winter bei Licht- und Wärmemangel manchmal eine sehr hilfreiche Anregung sein.
Die scharfe Feuerfrucht nutzten indianische Medizinfrauen und Medizinmänner von alters her als mobilmachendes Läuterungsmittel und waren bei der Dosierung nicht gerade zimperlich.
In Asien steht Cayennepfeffer in sehr hohem Ansehen und gilt als natürlicher, nicht ganz ungefährlicher Heiler. Mit der Dosierung von "Scharf" ist man dort vorsichtiger. Im Übermaß und zu lange angewendet kann die Schärfe des Cayenne zu stark reizen und die Kräfte erschöpfend schwächen!

Zubereitung von Zauberpflanzentee mit Cayennepfeffer
Je nach Deiner Konstitution, liebe Freundin, Deiner Veranlagung und Deinem Alter kannst Du ein wenig dieses feurigen Gewürzes als einmalige Anwendung oder einige Tage lang, auch im Wechsel mit anderen Gewürzen, Deinem Zauberpflanzen-Tee (vgl. Kap. 3) gemahlen hinzufügen.

Vanille

– Mexikanische Königin –

Die wundervollen Heilkräfte dieses rankenden Orchideengewächses können in Verbindung mit unseren Zauberpflanzen ihre Einflüsse auf unseren Hormonhaushalt wesentlich verstärken. Vanille kann Balsam für Herz und Seele einer Person sein, die sich verängstigt, einsam und traurig fühlt und sich nach Liebe und Geborgenheit sehnt. Mit ihrem "Liebeszauber" kann Vanille zur Ausschüttung von Endorphinen, den glücklichmachenden Hormonen, beitragen. Außerdem haben unsere Zauberpflanzen im Zusammenwirken mit Vanille bedeutenden Einfluss auf unser Säure-Basen-Gleichgewicht. Sie wirken neutralisierend und helfen unseren Nieren, was wiederum unserem Herzen guttut.

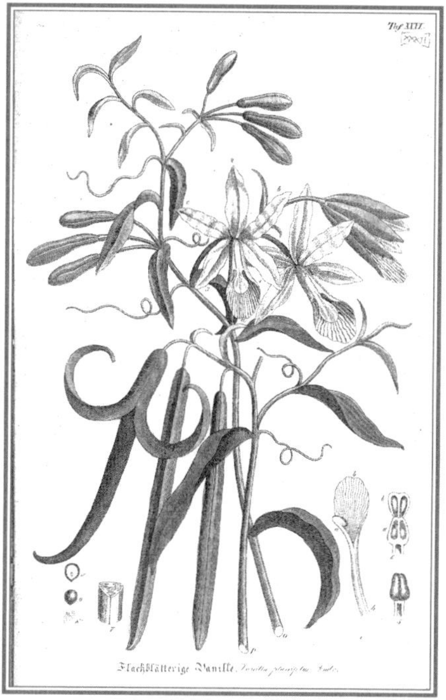

Vanille - aus einem alten Kräuterbuch

Zubereitung von Vanille mit unseren Zauberpflanzen

Eine Vanille-Schote wird in kaltem Wasser angesetzt und aufgekocht. Die von Dir ausgewählten Zauberpflanzen (vgl. Kap. 3) gibst Du danach hinzu und lässt 10 Minuten ziehen, bevor Du abseihst. Verwendest Du pulverisierte Vanille, füge eine Prise dem fertigen Tee bei.

! Nebenwirkungen: *Überdosiert kann Vanille giftig sein und ist für kurmäßige Anwendungen nicht geeignet.*

Gewürznelken
– Blütenknospen für Körper und Seele –

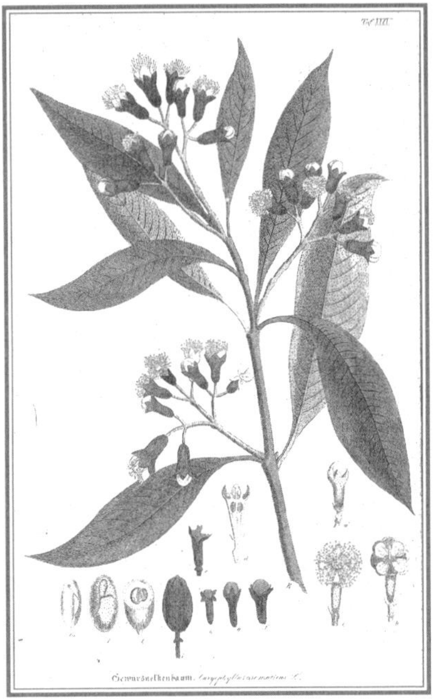

Gewürznelken -
aus einem alten Kräuterbuch

Wann verwenden wir diese Blütenknospen? Meistens höre ich: "Als Gewürz im Rotkohl, aber sonst eigentlich wenig." Das ist schade! Besonders in Kombination mit unseren Zauberpflanzen möchte ich Dir, liebe Freundin, diese aromatischen kleinen Knospen sehr empfehlen. Sie haben keimtötende, antiseptische und schmerzstillende Wirkung. Sie können Potenzen - Lebenskräfte - erzeugen, die in körperlichen und seelischen Bereichen Alterungsprozessen entgegen wirken, die bewusste Wahrnehmung fördern und unseren Sinnen Klarheit verleihen.

Zubereitung von Gewürznelken mit unseren Zauberpflanzen

Gewürznelken werden in kaltem Wasser angesetzt und sollten einmal aufkochen. Danach gibst Du die ausgewählten Zauberpflanzen (vgl. Kap. 3) hinzu, läßt das Ganze 10 Minuten ziehen und seihst danach ab. Das kleine Gewürznelkenköpfchen sollte unbedingt intakt sein!

Kurkuma

– die goldene Wunderwurzel –

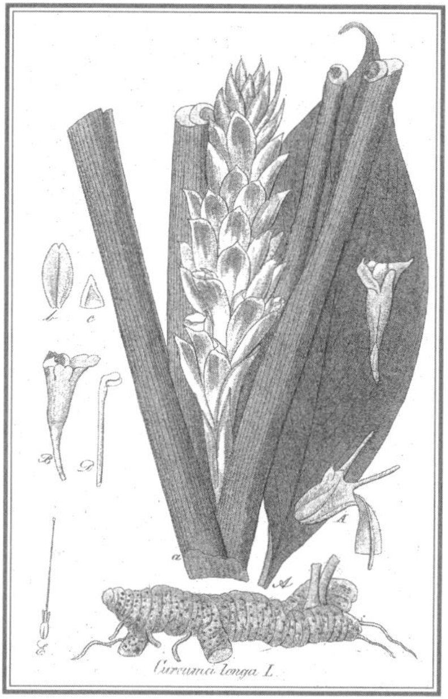

Kurkuma - aus einem alten Kräuterbuch

Das intensive Goldgelb dieser Wunderwurzel steht in ihren Heimatländern Asien und Amerika für die Farbe der Sonne und des Lichts. Licht verwandelt unsere Welt in ein Spiel von Farben. Es ist die überall anwesende, das Weltall durchdringende Lebensstrahlung! Magische Kräfte schrieb man der asiatischen Wunderwurzel Kurkuma zu,welche die Menschen für göttliche Energien empfänglich machen soll. Indianische Medizinfrauen und Medizinmänner nannten diese Wunderwurzel "Golden Seal" und schrieben ihr magische Energien der göttlichen Mutter Erde zu! Die heilige Hildegard von Bingen nannte ihre goldene Wunderwurzel "Zitwer-Wurzel" und beschrieb sie - sehr praktisch - als magenstärkend, appetitanregend und verdauungsfördernd.

Kurkuma ist eine ausgesprochene "Frauenwurzel", die alle unsere Gewebselemente günstig beeinflusst. Sie besitzt eine ganze Reihe von gesundheitsfördernden Eigenschaften, die sich antiallergisch, antibiotisch und (bei stressbedingtem zu hohen Blutdruck) auch beruhigend auswirken!

Zubereitung von Kurkuma mit unseren Zauberpflanzen
Jede unserer Zauberpflanzen (vgl. Kap. 3) mit ihren ganz spezifischen Eigenschaften kann durch diese goldene "Wunderwurzel" verstärkt oder auch ergänzt werden. Eine Tasse *Beifuß-* oder *Schafgarben-*Tee mit dem Zusatz von einer Prise oder einer Messerspitze voll pulverisiertem Kurkuma soll zum Beispiel bei den heute weit verbreiteten Eiweißunverträglichkeiten helfen.

Kurkuma in Verbindung mit *Beifuß* und *Rainfarn* soll Anfälligkeiten für Pilzerkrankungen (Candida albicans) entgegenwirken können. Bei Zauberpflanzen-Ölen, -Elixieren und -Essig (Kap. 6) zur äußerlichen Anwendung, auch im Genitalbereich, ist ebenfalls ein Zusatz von Kurkuma empfehlenswert.

Universelle Wundergetränke

Unsere Zauberpflanzen und exotische Gewürze mit Leinsamen

Leinsamentee-Zubereitungen als "universelle Wundergetränke" wurden mir in Indien vorgestellt. Es sind hervorragende, heilmachende und gesunderhaltende Mittel für alle weiblichen Wesen - in gesunden wie in kranken Tagen.

Ganz gleich wie alt Du bist, liebe Freundin, vielleicht noch nicht ganz heraus aus den Kinderschuhen - im Frühling Deines Lebens? Oder im Sommer, aktiv auf dem Höhepunkt in der Lebensmitte? Oder vielleicht schon im Herbst, da wo Du die reifen köstlichen Früchte Deines Lebens genießen möchtest? Ganz gleich in welchem Alter –

Deine Gesundheit ist Dein kostbarstes Gut. Lass uns aktiv werden: Solange wir hier sind und leben, ist alles möglich!

Wärmstens und von Herzen empfehle ich Dir die folgenden "universellen Wundergetränke".

Leinsamentee ist ein fast in Vergessenheit geratenes Volksheilmittel unserer VorfahrInnen und war in vielen Kulturen unserer Erde bekannt. Er hat eine völlig andere Wirkung als Leinsamen in geschroteter Form, den wir nehmen, um die Verdauung anzuregen. Leinsamentee hat eine sämige bis schleimige Konsistenz, je nachdem wie konzentriert er zubereitet worden ist. Dieser sich ausbreitende, schützend einhüllende Schleim ist in unserem Genitalbereich von einmaliger, spürbarer Wirkung, selbst bei akuten oder chronischen Beschwerden.
Auch bei Nieren-, Blasen- und Harnwegserkrankungen ist das schützende Einhüllen durch den Leinsamenschleim von Bedeutung und kann einer Steinbildung entgegenwirken.
Bei Blasenentzündungen, die bei Frauen häufiger vorkommen, mildert dieser wohltuende Tee merklich das brennende Gefühl beim Wasserlassen.
Unsere Zauberpflanzen und die exotischen Gewürze mit ihren spezifischen Kräften können die Wirkung des Leinsamentees in bestimmten Bereichen um ein Vielfaches verstärken und seinen gesamten Einflussbereich wesentlich erweitern. Um optimale Wirkungen zu erzielen, ist es von großem Vorteil, mit der Kunst des Mischens und Kombinierens bereits etwas vertraut zu sein.

Von Zeit zu Zeit ist es angebracht, Leinsamentee zu trinken, um alle Schleimhäute und das darunter liegende Gewebe vorbeugend gesund zu erhalten, ohne dass Beschwerden bereits vorliegen. So sind sie den ständig weiter zunehmenden Umweltbelastungen besser gewachsen. Auch zur Unterstützung ärztlicher Therapien und ganz besonders zur Nachbehandlung nach Eingriffen, zum Schutz und zur Regeneration des Gewebes sowie zur allgemeinen Stärkung und Heilung kann der Leinsamentee beitragen.

In Asien und in den USA wird empfohlen, einige Tage in jedem Monat, insbesondere zur Zeit der Menstruation und zur Zeit des Neumonds, Leinsamentee zu trinken. Eine Kur von 8 bis 10 Tagen im Monat, nicht nur bei Beschwerden, sondern zur Erhaltung der Leistungsfähigkeit und Vitalität der ganzheitlichen Gesundheit ist - von der Jugend bis ins hohe Alter - in unserer Zeit besonders angebracht.

Sehr viel längere, ganz gezielte Anwendungen, sogar über einen Zeitraum von weit über einem Jahr, können bei chronisch gewordenen Beschwerden eine Notwendigkeit sein. Bei diesen Kuranwendungen ist von Zeit zu Zeit ein Wechsel von Zauberpflanzen und Gewürzen wichtig. Ein solcher Wechsel wirkt sich bei längerem Gebrauch vorteilhaft aus.

Zubereitung von "Universellen Wundergetränken"

Grundrezept für Leinsamentee zur Vorbeugung und Gesunderhaltung:
1 l Wasser mit 1 bis 2 Esslöffeln ungeschrotetem Leinsamen 10 bis 15 Min. kochen lassen. Dieser Tee hat eine leicht sämige Konsistenz.

Rezept bei Störungen und zur Untersützung von Heilprozessen:
1 Liter Wasser mit 3 bis 4 Esslöffeln ungeschrotetem Leinsamen 10 bis 15 Minuten kochen lassen.
Dieser Tee hat eine recht schleimige Konsistenz und ist von stärkerer schützender und einhüllender Wirkung.

Zum Abseihen des Tees wird ein größeres Sieb gebraucht. Möchtest Du den Tee etwas verdünnen, empfiehlt sich ein Zusatz von frisch ausgepresstem Zitronensaft und Honig. Von unseren Zauberpflanzen (vgl. Kap. 3) wählst Du eine oder eine Mischung aus zweien aus. Nach dem Kochprozess fügst Du dem Leinsamentee 2 Esslöffel getrocknete oder die doppelte Menge zerkleinerte frische Zauberpflanzen hinzu und seihst das Ganze nach 10 Minuten ab.

Bei zusätzlicher Beigabe eines ausgewählten exotischen Gewürzes beachte bitte dessen Zubereitungsart, die bei der Beschreibung des jeweiligen Gewürzes angegeben ist. Auf jeden Fall muss der Tee nach dem Zusetzen von Zauberpflanzen und Gewürzen im Anschluss an den Kochprozess noch einmal 10 Minuten ziehen, bevor Du abseihen kannst. Wenn Du zum Beispiel Zimt, Ingwer, ein Stück Vanilleschote oder Lorbeerblätter hinzumischst, kannst Du sie mit dem ungeschroteten Leinsamen zusammen ansetzen und dann leicht simmern lassen. Nach diesem Kochprozess gibst Du die Zauberpflanzen zu und lässt dann das Ganze zusammen noch einmal zehn Minuten ziehen.

Meine beiden Lieblings-Wundergetränke solltest Du, liebe Freundin, unbedingt ausprobieren. Diese Getränke sprechen Körper und Seele auf recht unterschiedliche Art und Weise an und lassen in beiden Richtungen nichts zu wünschen übrig. Hast Du die beiden folgenden Rezepte einmal ausprobiert und Dich auch sonst mit unseren Zauberpflanzen und Gewürzen vertraut gemacht, so lasse Dich von Deiner Intuition leiten. Bereite Dir nach Deinem jeweils augenblicklichen Bedürfnis Dein ganz persönliches Wundergetränk.

Wundergetränk Nr. 1

Zutaten: 1/2 l Wasser, 1 Essl. ungeschroteter Leinsamen, ein Stückchen frische zerkleinerte Ingwerwurzel, 1 Essl. getrocknete ausgewählte Zauberpflanze (oder eine Mischung aus mehreren) (vgl. Kap. 3) oder die doppelte Menge zerkleinerte frische Pflanzen. Dazu kommt der Saft einer halben frisch gepressten Zitrone, Honig nach Bedarf. Weitere Zusätze können sein: Zimt, Safran, Kardamom, Cayennepfeffer oder Vanille. Natürlich wird jeweils nur ein Gewürz ausgewählt und davon auch nur eine kleine Prise.

Zubereitung: Ingwer und Leinsamen werden in kaltem Wasser angesetzt und sollten 10 Minuten simmern. Nach dem Kochprozess gibst Du die Zauberpflanzen zu. Nach weiteren 10 Minuten kannst Du abseihen. Zitronensaft und Honig fügst Du dem Tee in der Tasse hinzu. Das eventuelle weitere Gewürz wird pulverisiert ebenfalls dem fertigen Tee zugefügt.

Wirkung: Dieser Tee schmeckt köstlich und vertreibt innere Kälte – ein wohliges Gefühl von Geborgenheit breitet sich aus. Deine Abwehrkräfte werden mobil, Dein Immunsystem wird gestärkt. So schützt Dich dieses Getränk vor Erkältungen (Husten, Heiserkeit etc.) und hilft Dir, bereits ausgebrochene Erkältungen zu überwinden. Es ist eine Wohltat für Deine Bronchien und Lungen, es löst Verschleimungen. – Auf allen Ebenen spricht uns dieses universelle "Wundergetränk" wohltuend an.

Wundergetränk Nr. 2

Zutaten: Etwa 1/2 l Wasser, 1 Teel. ungeschroteter Leinsamen, 1 Stückchen frische zerkleinerte Ingwerwurzel, 2 Lorbeerblätter, etwa 1 Essl. getrockneter *Beifuß* (bei frischem Beifuß die doppelte Menge; Du kannst aber auch eine andere unserer fünf Zauberpflanzen verwenden). Dazu kommt 1 zerkleinerte Zwiebel mit Schale, 1 frisches Ei (aus Bodenhaltung) oder nur das Eigelb, 1 Teel. bis 1 Essl. hochwertiges, kaltgepresstes Öl (Lein-, Oliven-, Mohn-, Kürbis-, Sonnenblumen-, Mandel- oder Walnußöl; kein Distel- oder Rapsöl), nach Bedarf etwas sonnengetrocknetes Meersalz.
Als weiterer Zusatz kommt eines der Gewürze Zimt, Safran, Cayennepfeffer oder Kardamom in Frage.
Zubereitung: Leinsamen und Ingwer werden in kaltem Wasser angesetzt und sollten 10 Minuten simmern. Danach fügst Du *Beifuß*, Lorbeerblätter und Zwiebel hinzu, bringst alles wieder zum Kochen und lässt es weitere drei Minuten simmern. Anschließend von der Kochstelle nehmen, 5 bis 7 Minuten ziehen lassen und abseihen. Mit Salz abschmecken. Das Ei oder Eigelb mit Öl schlagen und hinzufügen. Das eventuelle weitere Gewürz gibst Du dem fertigen Getränk pul-

verisiert bei. – Du kannst das Getränk auch ohne Öl und ohne Ei zubereiten oder nur mit dem einen oder dem anderen - entweder Öl oder Ei. Ganz so, wie Du es wünschst.

Wirkung: Wenn Du etwas besonders Kräftigendes für Dich brauchst, wenn Appetit und Zeit zu wünschen übrig lassen und Du nicht weißt, was Du eigentlich essen sollst, wird Dir dieses wohltuende ganzheitlich wirkende Getränk Kraft und Stärke schenken.
Es schmeckt köstlich - schön heiß schluckweise trinken!

6

Zauberpflanzen-Tinkturen und Zauberpflanzen-Elixiere

Zauberpflanzen-*Tinkturen* besitzen in konzentrierter Form die Wirkkräfte der jeweiligen Zauberpflanze, mit der sie angesetzt wurden. *Elixiere* verfügen zusätzlich über die feinstofflichen Schwingungsfrequenzen von Steinen und Farben.

Zuerst, liebe Freundin, muss ich Dir sagen, dass die konzentrierte Form (um die es bei Tinkturen und Elixieren geht) mit Hilfe von Alkohol hergestellt wird. Während der übermäßige Gebrauch dieser Droge als "Genussmittel" zu Abhängigkeit führen und Körper, Geist und Seele schwer schädigen oder sogar vernichten kann, ist Alkohol in der Medizin seit Urzeiten ein unverzichtbares Mittel. Er ist besser als andere Lösungsmittel geeignet, Wirkstoffe aus pflanzlichem Material aufzunehmen. Immer muss dabei aber auf die richtige Dosierung geachtet werden.

Wie die feinstofflichen Schwingungsfrequenzen von Farben und Steinen den *Elixieren* beigefügt werden, wird auf den folgenden Seiten noch genauer erläutert.

Mit dem Wert von alkoholischen Pflanzenauszügen (Tinkturen) und ihren erweiterten Zubereitungsformen, die diese zu geheimnisvollen Elixieren werden lassen, wurde ich in Indien vertraut. Auch dort heisst es: Alkohol kann Substanzen aus pflanzlichem Material (wie z.B. aus unseren Zauberpflanzen und Gewürzen) wie kein anderes Lösungsmittel aufnehmen. Sorgfältig beachtet wird bei der Anwendung, dass alkoholische Pflanzenauszüge von unserem Organismus anders aufgenommen und verarbeitet werden als in Wasser, Fett oder anderen Trägern gelöste Wirkstoffe.

Elixiere werden in gleicher Weise wie Tinkturen mit unseren Zauberpflanzen angesetzt. Sie unterscheiden sich von Tinkturen aber dadurch, dass sie in farbigem oder mit farbigem Seidenpapier umwickeltem Glas zubereitet und dass ihnen ausgewählte Heilsteine (und eventuell Edelmetalle) hinzugefügt werden. Farben und Steine sollen zur Energetisierung der Heilflüssigkeit beitragen. Diese Methode hat eine jahrtausendealte Tradition.

Die besten Erfahrungen habe ich mit Zugaben von naturbelassenem Bernstein gemacht. Dieser Sonnenenergie-Speicher ist mit seinen aktiven elektrischen Energien ein ausgezeichneter Zusatz für unsere Zauberpflanzen-Elixiere.

"Jede Krankheit ist auf Lichtmangel in den Zellen zurückzuführen", sagt der Biophysiker F.A. Popp. Lichtmangel kann zu Depressionen und Lustlosigkeit führen und unser Immunsystem so schwächen, dass wir anfällig für Infektionen werden. Selbstverständlich können außer Bernstein, der ja kein Stein im eigentlichen Sinne ist, Edel- und Halbedelsteine ausgewählt werden. Steine sind (ebenso wie Edelmetalle) Kristallisationen reinster Grundstoffe, Mineralien und Spurenelemente, und können durch feinstoffliche Absonderungen (Lichtfrequenzen - Informationen auf höchster Ordnungsstufe) Einfluss auf unsere Lebensenergie haben. Je intensiver diese Beziehungen sind, desto stärker ist die Resonanz. Jeder Stein hat ein eigenes spezifisches Schwingungsmuster, das sich auf Flüssigkeiten übertragen kann. - Mit lebensnotwendigen Mineralstoffen oder Spurenelementen können Steine unseren Organismus jedoch nicht zusätzlich versorgen. Dafür ist die Pflanzenwelt zuständig, die anorganische Vitalstoffe aus Erde, Luft, Licht und Sonne für uns aufarbeitet.

Unsere Zauberpflanzen-Tinkturen und -Elixiere sind hervorragende Umstimmungsmittel, die helfen können, in Unordnung Geratenes zur naturgegebenen Ordnung, das heisst zur Gesundheit, zurückzuführen. Sie können auf alle elektromagnetischen Vorgänge im Organismus einwirken und körpereigene Regulationssysteme stimulieren. Tonisierende Mittel (wie unsere Zauberpflanzen-Tinkturen und -Elixiere), die aphrodisisch wirkende Kräfte, das Ambrosia der Lebenserneuerung ("Soma", vgl. S. 61), in sich tragen und unsere innersekretorischen Drüsen, insbesondere unsere weiblichen Geschlechtsdrüsen, regulierend, regenerierend und revitalisierend ansprechen, gehören in Asien zu den sogenannten Verjüngungselixieren. Durch ihren Einfluss auf unseren Hormonhaushalt werden unserem Organismus neue Kräfte zugeführt. Diese wirken sich wohltuend auf unsere weibliche Psyche aus und fördern die Ausschüttung von "Ojas" (vgl. ebenfalls S. 61). Diese subtile Essenz ist eine Voraussetzung für unsere Gesundheit in ihrer Gesamtheit, für Harmonie und spirituelles Wachstum.

Bevor wir uns der Praxis des Herstellens von Tinkturen und Elixieren im einzelnen zuwenden, möchte ich Dich, liebe Freundin, mit den **sieben Regenbogenfarben** vertraut machen, wie sie in Asien im Zusammenhang mit heilenden Kräften gesehen werden.

Zauberpflanzen-Elixiere und die sieben Regenbogenfarben

In Asien werden die sieben natürlichen Grundfarben, die so wunderschön im Regenbogen sichtbar werden, mit unseren sieben innersekretorischen Drüsen (vgl. S. 48) in Verbindung gebracht. Farben haben Signalwirkungen. Wir alle haben mehr als einmal erfahren, wie sie uns stimulieren, beruhigen, erdrücken oder euphorisch stimmen können. In blauen oder roten Räumen kann zum Beispiel bei gleicher Temperatur ein Frösteln oder ein Wärmegefühl ausgelöst werden. Beim Wechsel der Jahreszeiten, besonders im Frühling, nehmen wir deutlich wahr, wie das ersehnte Grün in Wald und Flur unsere Seele mit Leben und Freude erfüllt.

Wenn Du Dir, liebe Freundin, in Deinem persönlichen Zauberpflanzen-Elixier die Heilkräfte der verschiedenen Farben zu Nutze machen möchtest, wähle sorgfältig die Farbe des Seidenpapiers aus (mehr dazu auf S. 99), mit dem Du das durchsichtige Glas für Deinen Zauberpflanzen-Ansatz umwickeln willst.

Um das Elixier mit den Schwingungen der Farbe zu erfüllen, reicht es aus, wenn Du es vier Stunden lang dem Sonnenlicht aussetzt. Diese Methode wird in Indien angewendet, um Wasser zu energetisieren. Solches Wasser wird zur Erhaltung des Gleichgewichts der Körpersäfte und zu innerlichen Heilzwecken verwendet.

Die Farbe **Rot** spricht vor allem unsere Nebennieren an. Diese sitzen wie kleine Kappen auf den Nieren. Eng verbunden arbeiten beide zusammen und werden von Rot aktiviert. Rot wirkt erwärmend, vertreibt die innere Kälte, regt den Kreislauf und die Bildung der roten Blutkörperchen an.

Diese Farbe hat einen direkten Bezug zu unserem Lebenssaft Blut und vitalisiert den Energiefluss in unserem Körper.
Bekannt ist Rot als die Farbe der Liebe. Etwas genauer betrachtet verwechseln wir da leicht Liebe mit Leidenschaft, deren mächtiger Gegenspieler Hass ist! Gegensätze wie Hell und Dunkel, Kalt und Heiss usw. beherrschen unsere Welt. Liebe aber ist das Grundprinzip des Lebens, kann also keinen Gegenspieler haben. Liebe löst alle Gegensätze, alle Unterschiede auf; schwingt mit geheimnisvollem Zauber in allen Farben und in allem was ist. Zarte rosarote Farbtöne wecken in uns sensible Empfindungen der Zärtlichkeit und machen uns empfänglicher für alles Schöne und Gute. Sie bringen innere Ruhe und Harmonie.

Die Farbe **Orange** spricht unsere weiblichen Geschlechtsdrüsen und Organe an. Sie fördert die Regeneration, verleiht Kraft und Stärke. Orange löst Blockaden, vermittelt Ruhe und Ausgeglichenheit. Ganz ähnlich wie Rot besitzt die Farbe Orange wärmende und heilende Energien.

Die Farbe **Gelb** wird mit unserem Sonnengeflecht, dem Kraftzentrum in der Zwerchfellgegend, und unserer Bauchspeicheldrüse in Verbindung gebracht. Goldgelb ist eine belebende, vitalisierende Sonnenfarbe. In Indien ist es die Farbe des Frühlings, des Neubeginns. Altindische Weisheiten verkünden: "Vergiß und vergib das Alte, siehe es wird alles neu!" In spiritueller Hinsicht ist Gelb die Farbe der Vergebung und der Erneuerung.

Die Farbe **Grün** steht in Beziehung zu unserer Thymusdrüse. Beruhigend und erfrischend wirkt Grün auf unser Herz und unseren Verstand, stärkt unser Immunsystem und gibt unserer Abwehr die

Kraft, Fremdeinflüssen zu widerstehen. Diese Farbe birgt in sich das Gold der Sonne und das Blau des Kosmos. Sie ist Inbegriff des Lebens, der sprießenden Natur. Grün ist der Schoß unserer Mutter Erde. Grün sind ihre köstlichsten Gaben, einmalig wie Du und ich.

Die Farbe **Hellblau** - licht und klar - steht in Beziehung zu unserer Schilddrüse mit ihren Nebenschilddrüsen (die mitverantwortlich sind für unseren Kalziumstoffwechsel, Knochenbau, Säuren- und Basenausgleich etc.). Dieses Kommunikationszentrum verbindet uns mit der Außen- und der Innenwelt, die Farbe Hellblau mit der Unendlichkeit des Himmels. Sie macht uns frei von depressiven Gedanken und Ängsten, öffnet und erweitert unseren Horizont in jeder Beziehung.

Die Farbe **Blau**, tief Indigo, spricht unsere Hirnanhangsdrüse, die Hypophyse, an. Als Königin der Drüsen hat sie einen regulierenden Einfluss auf alle anderen Drüsen. Dieses Blau ist die Farbe reinen Bewusstseins, trägt zur Besonnenheit und Klarheit bei, beruhigt einen verwirrten Geist und birgt das Prinzip der Wahrnehmung und Intelligenz in sich.

Die Farbe **Violett** spricht unsere höchste Instanz, unsere Zirbeldrüse an, und damit alle anderen Drüsen. Es ist die Farbe des kosmischen Bewusstseins. Ihre geheimnisvollen Schwingungen haben polarisierende Wirkung, leiten Verwandlung und Umwandlung ein. Die Zauberfarbe Violett tut uns allen wohl, denn sie strahlt Vertrauen, Geborgenheit, ja Liebe aus, ohne die wir nicht existieren können.

"Der höchste Grad der Arznei ist die Liebe!" (Paracelsus). Alle Farben sind Ausdrucksformen der Liebe, die mit mächtigem Zauber unsere Welt verschönert!

Allgemeine Regeln für die Zubereitung unserer Zauberpflanzen mit Alkohol und Essig

* Am heilkräftigsten sind Auszüge aus frischen Pflanzen. Werden getrocknete Pflanzenteile verwendet, sollten diese nicht überaltert und von bester Qualität sein.
* Alkoholische Auszüge, Tinkturen und Elixiere sind sehr lange haltbar, wenn sie dunkel und kühl aufbewahrt werden.
* Zum Ansetzen von Tinkturen und Elixieren habe ich die besten Erfahrungen mit 38%igem Alkohol gemacht. (Ein guter Weizen-Doppelkorn tut es.) Nach der Fertigstellung liegt der Alkoholgehalt unter 38%. Nehmen wir 1/2 bis 1 Teelöffel der Tinktur oder des Elixiers mit einer Tasse Tee ein, wird der Alkohol nicht weiter von Bedeutung sein. Wenn höherprozentiger Alkohol verwendet wird, ist es mit der Dosierung sehr viel schwieriger.
* Alkoholische Ansätze mit unseren Zauberpflanzen werden gut verschlossen in die Sonne gestellt.
* Wurzeln von Beifuß und Schafgarbe werden im Frühling oder im Herbst zur Neumondzeit ausgegraben, gesäubert, zerkleinert, in Alkohol angesetzt und frühestens nach dem nächsten Vollmond abgefiltert.
* Wurzeln des Frauenmantel und der Weißen Taubnessel werden mit den oberirdischen Teilen der Pflanzen (Blüten und Blättern) möglichst kurz nach dem Vollmond in Alkohol angesetzt und frühestens nach dem nächsten Vollmond abgefiltert. Sie können jedoch auch länger im Alkohol verbleiben.

* Gewürze, ein oder zwei ausgewählte, können mit den Zauberpflanzen zusammen angesetzt werden. Fertige Gewürzmischungen sind nicht geeignet.
* Ein pulverisiertes Gewürz wird nach dem Abfiltern einem alkoholischen Auszug hinzugefügt.
* Alkoholische Auszüge und Heilessige (s. S. 103) eignen sich hervorragend für *äußerliche Anwendungen und als Einreibemittel*, auch mit einem Zusatz von Meersalz (s. Kap. 7).
* Essigansätze (s. S. 103) mit unseren Zauberpflanzen sollten etwa 10 bis 14 Tage, dürfen aber auch länger stehenbleiben.
* Weinansätze (s. S. 105) mit unseren Zauberpflanzen können schon nach 24 Stunden abgefiltert werden. Länger als 10 bis 14 Tage sollten sie aber nicht stehenbleiben.
  Essig ist länger haltbar als Wein.

Hinweise zur Einnahme der Zubereitungen

Alkoholische Auszüge kannst Du etwa eine bis vier Wochen lang teelöffelweise (möglichst gut eingespeichelt unverdünnt) einnehmen und danach eine Tasse Kräutertee trinken. Oder Du gibst einen Teelöffel des Auszugs in eine Tasse heißes Wasser oder Kräutertee und trinkst ihn so verdünnt.
Zauberpflanzen-Wein kannst Du kurmäßig 8 bis 14 Tage lang teelöffelweise (möglichst gut eingespeichelt und unverdünnt) einnehmen. Er ist in der kühlen Jahreszeit angebrachter als im Hochsommer.
Zauberpflanzen-Essig kannst Du kurmäßig etwa vier Wochen lang in

heißem Wasser oder Tee mit Honig einnehmen. Er ist besonders in der wärmeren Jahreszeit angebracht.
Der günstigste Zeitpunkt für einen Kurbeginn ist nach dem Vollmond oder zur Zeit des Neumonds bis etwa ein bis zwei Tage nach dem Vollmond.
Mit einer kurmäßigen Anwendung solltest Du morgens beginnen, möglichst eine halbe Stunde vor dem Frühstück. Der Magen ist dann ausgeruht und nüchtern und verarbeitet die Wirkstoffe anders als zusammen mit der Mahlzeit eingenommen. Ist der Organismus schon so geschwächt, dass die Inhaltsstoffe nicht mehr schnell aufgenommen werden können, sollte der Abstand zur Mahlzeit eine Stunde betragen.
Zauberpflanzen-Tinkturen und -Elixiere, sowohl mit Alkohol als auch in Form von Essig oder Wein, sind in ihrer Anwendung zeitsparend und bequem.

Rezepturen

Unsere Zauberpflanze *Frauenmantel* eignet sich am besten, um erste Erfahrungen zu sammeln und zu experimentieren.

Frauenmantel-Tinktur

Zubereitung: Ein durchsichtiges weithalsiges Glas (z.B. ein Honigglas) wird etwa zu dreiviertel mit zerkleinerten Pflanzenteilen des Frauenmantels gefüllt und mit 38prozentigem Alkohol (Weizendoppelkorn) aufgefüllt und gut verschlossen etwa drei bis vier Wochen

in die Sonne gestellt. Alle zwei bis drei Tage wird das Ganze gut durchgeschüttelt und später durch ein Tuch abgefiltert. Der Ansatz kann, vor Licht geschützt, auch noch länger stehenbleiben.
Die günstigste Zeit des Abfilterns ist kurz nach dem Vollmond.
Beschriftet und mit dem Datum versehen sollte die Tinktur in einer dunklen Flasche oder einem Schrank lichtgeschützt aufbewahrt werden. Haltbar ist sie dann viele Jahre!
Mit dem Frauenmantel lassen sich unsere Zauberpflanzen *Schafgarbe, Weiße Taubnessel* und *Beifuß* sehr gut kombinieren. Wenn ich die ganze Frauenmantelpflanze mit der Wurzel verwende, füge ich allerdings keine anderen Pflanzen hinzu.
Vorsichtig solltest Du mit dem *Rainfarn* umgehen, ein bis zwei Blättchen oder einige seiner gelben Blüten können eine Mischung bereits dominieren.

Frauenmantel-Tinktur mit exotischen Gewürzen

Zubereitung siehe Frauenmantel-Tinktur.
Informiere Dich genau über die Wirkkräfte der Gewürze. Sie geben die Richtung an, wie Wegweiser, und werden in bestimmten Bereichen verstärkten Einfluss ausüben. Ein Zusatz von Zimt wirkt zum Beispiel erwärmend, ein Zusatz von Koriander hingegen kühlend.
Gewürze können außerdem zu einem alkalischen Milieu beitragen, wodurch die heilenden Kräfte der Zauberpflanzen wirksamer werden.
Ein oder zwei, höchstens drei ausgewählte Gewürze werden mit unserer Zauberpflanze zusammen in Alkohol angesetzt, zum Beispiel eine Zimtstange, ein Stückchen frische zerkleinerte Ingwerwurzel

und ein Stückchen Vanille-Schote. Oder Du setzt Deinen Frauenmantel mit nur einem Gewürz wie Lorbeerblätter, Kardamom oder Koriander an. Der Fantasie sind keine Grenzen gesetzt. Die Zauberpflanze sollte jedoch immer dominieren.
Wenn Du ein pulverisiertes Gewürz verwendest, fügst Du es der abgefilterten Tinktur hinzu. Safran zum Beispiel füge ich meiner Tinktur pulverisiert nach dem Abfiltern bei.
Honig in nicht wärmegeschädigter Qualität kannst Du einer Tinktur nach dem Abfiltern beigeben. Du solltest ihn jedoch vorher vorsichtig im warmen Wasserbad aufgelöst haben.

Frauenmantel-Elixier

In gleicher Weise wie eine Zauberpflanzen-Tinktur wird ein Elixier zubereitet.
Um ein Elixier anzusetzen, verwendest Du farbiges durchsichtiges Glas, wie z.B. rot- oder gelbfarbiges Kristallglas. Da die meisten von uns so etwas nicht besitzen, nehmen wir eine, höchstens zwei Lagen dünnes farbiges Seidenpapier und umwickeln damit ein klares Glas. Licht- bzw. Sonnenstrahlen sollten leicht durch das Papier dringen können. Wähle die Farbe des Seidenpapiers und lasse Dich dabei von Deiner Eingebung leiten (s. unter "Regenbogenfarben", S. 92).

Als Zusatz in einem Elixier kann zusammen mit den Zauberpflanzen ein Edel- oder Halbedelstein angesetzt oder dem Elixier nach dem Abfiltern beigefügt werden. Mit naturbelassenem Bernstein habe ich, wie gesagt, die besten Erfahrungen gemacht und empfehle ihn

deshalb gern. Von diesem versteinerten Urharz lässt sich auf einer Muskatreibe leicht etwas abreiben und mit einem Mörser pulverisieren. Dieses Bernsteinpulver (eine winzige Messerspitze davon) ist ein sehr wertvoller Zusatz.
Seine unmittelbar aufhellende und stärkende Wirkung auf unsere weibliche Psyche ist ganz besonders angebracht vor und nach der Zeit der Menstruation oder in der dunklen kalten Jahreszeit, eigentlich immer, wenn wir zu Lustlosigkeit oder Depressionen neigen. (Süßigkeiten, unsere am häufigsten benutzten Stimmungsaufheller, lösen zwar auch sofortige Glücksgefühle aus, diese sind jedoch kurzfristiger Natur. Ein darauf folgendes Unwohlsein oder oftmals Gewichtszunahme vertiefen depressive Stimmungen. Auf unsere Abwehrkräfte haben Vorgänge von ständigem "zu hoch" oder "zu tief" schwächende Auswirkungen. Anfällig für Infektionen vielfältiger Art, sind wir Umweltbelastungen dann sehr viel weniger gewachsen.)

Schafgarben-Tinktur und -Elixier

Zubereitung wie Frauenmantel-Tinktur und -Elixier.

Weiße Taubnessel-Tinktur und -Elixier

Zubereitung siehe Frauenmantel-Tinktur und -Elixier.
Die Weiße Taubnessel kannst Du mit anderen Zauberpflanzen kombinieren. Ihre entgiftende und reinigende Wirkung ist jedoch am kräftigsten, wenn sie allein mit einem Stückchen ihrer Wurzel und ohne weitere Zusätze angesetzt und zubereitet wird.

Beifuß-Tinktur und -Elixier

Zubereitung siehe Frauenmantel-Tinktur und -Elixier.
Die oberirdischen Teile des Beifuß, Blätter, Knospen und Blüten, kannst Du vor dem Blühen, während des Blühens und auch noch kurz danach verwenden. Du kannst sie allein ansetzen oder mit anderen Zauberpflanzen kombiniert. Als weiteren Zusatz wählst Du nur ein Gewürz aus.
Beifußwurzeln für eine Tinktur oder ein Elixier (Zubereitung s. "Frauenmantel") werden im Herbst oder im Frühling zur Neumondzeit ausgegraben, gereinigt, zerkleinert und mit 38%igem Alkohol ohne weitere Zusätze angesetzt. Den Ansatz darfst Du nicht in die Sonne stellen und frühestens nach dem Vollmond abfiltern, er kann jedoch auch länger stehenbleiben.

Rainfarn-Tinktur und -Elixier

Zubereitung siehe Frauenmantel-Tinktur und -Elixier.
Die Wirkkräfte des Rainfarn können, wie schon mehrfach erwähnt, von heilmachenden Eigenschaften zu erheblichen Nebenwirkungen wechseln - ganz besonders in unserer Zeit, in der Allergien weit verbreitet sind. Ein alkoholischer Auszug ist ein *Konzentrat* und Du solltest ihn *mit entsprechender Vorsicht (individueller Dosierung) nur verdünnt anwenden.* Für äußerliche Anwendungen eignet sich Rainfarn-Tinktur sehr gut, für Umschläge gegen Schwellungen, als desinfizierendes Einreibemittel, um die Hautfunktionen anzuregen.

!

Wesentlich verstärken kannst Du die Wirkungen auf die Haut durch einen Zusatz von Meersalz.

Zauberblüten-Elixiere

Zubereitung siehe Frauenmantel-Tinktur und -Elixier.
Was meinst Du, liebe Freundin, welche Teile unseres Seins werden von einem Zauberblüten-Elixier am intensivsten angesprochen? In spiritueller Hinsicht natürlich Herz und Seele!
In der traditionellen Medizin vieler Naturvölker wurden den Wurzeln vieler Heilpflanzen Einflüsse auf den Kopfbereich, das Gehirn und das Nervensystem zugeschrieben (s. "Beifuß", Kap. 1 und 4).
Die Blüten von Heilpflanzen galten demgegenüber als wirkungsvoll in den unteren Bereichen des Organismus. Die Blüten unserer Zauberpflanzen sind seit jeher als auf unsere weiblichen Geschlechtsorgane wirkend bekannt.
Insgesamt kennt Blütenzauber keine Grenzen zwischen Körper, Geist und Seele und spricht unser Wesen als organische Einheit an. Wenn Du Dich eingehend mit den Persönlichkeiten unserer Zauberpflanzen vertraut gemacht hast, kannst Du nach Deiner eigenen Intuition Dein Blüten-Elixier zubereiten.
Möchtest Du die Blüten gemischt ansetzen, beachte: Starke Pflanzen-Persönlichkeiten, wie *Rainfarn* und *Beifuß*, nehmen zarten Lieblichkeiten wie *Frauenmantel* und dem "Weißen Erzengel" *Taubnessel* ihren Zauber!
Meine Lieblingsfarbe zum Ansetzen von Zauberblüten-Elixieren ist Violett.

Zauberpflanzen-Elixiere mit Essig

Mit Apfelessig, Apfelwein und ihren Anwendungen wurde ich in den USA vertraut.

Zum innerlichen und äußerlichen Gebrauch galten diese als absolut ungefährliche Hausmittel. Die überragende Heilwirkung von Apfelessig in vielfältiger Form ist seit Tausenden von Jahren bekannt. Essig - mit antiseptisch wirkenden, desinfizierenden Heilkräutern angesetzt - half den Menschen nicht nur gesund zu bleiben, sondern auch in Notzeiten bei Epidemien und in Kriegen. Naturbelassener, hochwertiger Apfelessig enthält eine ganze Reihe lebensnotwendiger Vitalstoffe und fördert außerdem die Fähigkeit des Organismus, Inhaltsstoffe unserer Zauberpflanzen aufzunehmen und wirksam werden zu lassen.

Wir leben ja nicht von dem, was wir in unseren Körper hineintun, sondern von dem, was er aufnehmen und verwerten kann.

Ein Zauberpflanzen-Essig kann die Aufnahmebereitschaft unseres Organismus für Mineralstoffe und Spurenelemente wesentlich erhöhen und ganz besonders die Kalziumaufnahme und -verwertung unterstützen. Dies ist mir sehr wichtig im Hinblick auf Osteoporose und ähnliche Beschwerden.

Eine Kur mit selbstzubereitetem Zauberpflanzen-Essig, wohl dosiert und begrenzt angewendet, kann für Körper, Seele und Geist große Vorteile bringen.

Die Geschmacksrichtung Sauer macht bekanntlich lustig, weckt die Lebendigkeit und beschwingt den Geist. Auf der körperlichen Ebene wirkt sich Sauer anregend auf den Stoffwechsel, den Kreislauf und den Appetit aus. Doch beachte: Zuviel und zu lang angewendet stört Sauer das biologische Feuer der Verdauung und damit den Stoffwechsel und kann zu Ansammlungen von Toxinen und Ablagerungen beitragen.

Frauenmantel-Essig

Zubereitung: Einem naturreinen Apfelessig in einem weithalsigen Glas fügst Du eine Handvoll frische zerkleinerte Frauenmantelteile hinzu. Du stellst das Glas gut verschlossen 10 bis 14 Tage in die Sonne. Danach abfiltern und dunkel aufbewahren!

Frauenmantel-Essig mit exotischen Gewürzen

Zubereitung siehe oben.
Wähle ein oder höchstens drei Gewürze (s. Kap. 5) als Zusatz aus und beachte deren Wirkungsbereich. Setze diese mit dem Frauenmantel zusammen an. Wenn pulverisierte Gewürze verwendet werden sollen, so füge diese nach dem Abfiltern hinzu. Vor Gebrauch sollte dann die Flasche gut geschüttelt werden.
Frauenmantel kann mit unseren anderen Zauberpflanzen kombiniert zubereitet werden.

Frauenmantel-Essig-Elixier

Zubereitung siehe oben.

Das durchsichtige Glas mit den Frauenmantelteilen und Gewürzen umwickelst Du mit farbigem Seidenpapier (vgl. S. 99), bevor Du es in die Sonne stellst. Wenn Du möchtest, kannst Du einen Edel- oder Halbedelstein hinzufügen.

Elixier aus Weißer Taubnessel, Schafgarbe, Beifuß und Rainfarn mit Essig

Zubereitung wie Frauenmantel-Essig-Elixier.
Zauberpflanzen-Essig-Elixiere sind vielseitig und vor allem bequem anwendbar. Du kannst zwei Teelöffel davon mit einem Teelöffel kaltgeschleuderten Honigs einer Tasse Tee oder heissen Wassers hinzufügen. Eine kurmäßige Anwendung kann bis zu vier Wochen dauern. Nach einer Pause von einer Woche darf die Kur wiederholt werden.

Zauberpflanzen-Elixiere mit Wein

Hierzu eignen sich nur Weine bester Qualität. Mit naturreinem Apfelwein habe ich die beste Erfahrung gemacht. In Verbindung mit unseren Zauberpflanzen ist Wein ein guter Vermittler für ihre Wirkstoffe. Außerdem trägt er durch eigene Einflussnahme aktiv zur allgemeinen Entgiftung des Organismus bei, hilft Fette aufzuspalten und verdaulicher zu machen und wirkt regulierend auf den Stuhlgang. Unser Zauberpflanzen-Wein kann wohldosiert, in Maßen genossen, eine wirkliche Medizin sein! Berücksichtigen musst Du genau wie bei all unseren Zauberpflanzen-Zubereitungen die eigene Sensibilität, d.h. dass zum Beispiel auf allergische Reaktionen Acht gegeben wird.

Frauenmantel-Wein

Zubereitung: In etwa einem halben Liter Apfelwein setzt Du ein bis zwei Esslöffel getrocknete oder am besten die doppelte Menge frische, zerkleinerte Frauenmantelteile an. Frühestens nach 24 Stunden darfst Du abfiltern. Ein länger stehender Ansatz (bis zu höchstens 14 Tagen) ist kräftiger. Ein Zusatz von kaltgeschleudertem Honig ist angebracht; evtl. musst Du diesen in wenig leicht angewärmtem Wein (Wasserbad) auflösen, bevor Du ihn dem abgefilterten Wein hinzufügst.
Frauenmantel kann mit unseren anderen Zauberpflanzen kombiniert werden. Vorsicht ist bei einem Zusatz von Rainfarn geboten – aber das sollte Dir inzwischen schon bekannt sein.

Dosierung: zwei- bis viermal täglich kannst Du einen Teelöffel oder einen Esslöffel voll gut eingespeichelt einnehmen. Danach trinkst Du eine Tasse Tee oder heißes Wasser. Beides kannst Du aber auch gemischt zusammen trinken. Die beste Tageszeit dafür ist eine halbe Stunde vor dem Frühstück, wenn der Magen nüchtern und ausgeruht ist. Eine kurmäßige Anwendung kann 8 bis 10 Tage dauern.

Frauenmantel-Wein mit exotischen Gewürzen

Zubereitung wie Frauenmantel-Wein.
Wähle als Zusatz ein Gewürz oder höchstens drei aus, die Du dem Weinansatz hinzufügst; pulverisierte Gewürze werden nach dem Abfiltern beigegeben. Besonders gut eignen sich Stangenzimt, fri-

sche zerkleinerte Ingwerwurzel oder ein Stückchen Vanilleschote. Pulverisiert kannst Du zum Beispiel Kardamom, Safran oder auch Kurkuma nehmen. Wähle nach eigener Intuition.

Frauenmantel-Wein-Elixier

Zubereitung wie Frauenmantel-Wein.
Füge dem Weinansatz einen Edel- oder Halbedelstein hinzu, umwickle das durchsichtige Glas mit zartem farbigen Seidenpapier (siehe "Regenbogenfarben", S.92, und S. 99) und stelle es etwa vier Stunden in die Sonne. Mit dem Abfiltern solltest Du 24 Stunden warten. Der Ansatz kann auch einige Tage länger stehen bleiben.
Die günstigste Zeit für den Ansatz des Frauenmantels wäre vor dem Vollmond, so dass kurz nach dem Vollmond abgefiltert werden kann.

Weiße Taubnessel-Wein-Elixier und Schafgarben-Wein-Elixier

Sie werden genauso wie Frauenmantel-Wein-Elixier zubereitet.

Beifuß-Wein-Elixier

Zubereitung wie Frauenmantel-Wein-Elixier.
Eine weitere, sehr wirkungsvolle Zubereitungsform:
1/2 l Apfelwein wird mit ein bis zwei Esslöffeln getrocknetem Beifuß oder der dreifachen Menge frischem angesetzt. Wähle Gewürze wie Zimt, Ingwer, Vanille. Der Apfelwein mit dem Beifuß und ausgewählten Gewürzen wird langsam erwärmt und zum Kochen ge-

bracht. Leicht simmern lassen, bis dreißig zählen, von der Kochstelle nehmen und erst nach dem Erkalten abfiltern.
Dosierung und Kuranwendung siehe Frauenmantel-Wein-Elixier.

Rainfarn-Wein und Rainfarn-Elixier

Zubereitung wie Frauenmantel-Wein-Elixier.
Reduziere dabei den Pflanzenanteil des Rainfarn auf ein Minimum. Gib auf 1/2 Liter Apfelwein etwa einen Teelöffel getrockneten, nicht überalterten Rainfarn oder die doppelte Menge frische Pflanzenteile. Bevor Du den Rainfarn in diesen Zubereitungsformen anwendest, solltest Du mit dieser dominierenden (u.U. nicht ungefährlichen) Pflanzenpersönlichkeit bereits sehr gut befreundet sein.

Hier ein Gedicht von Elise Pinter aus meinem Poesie-Album:

Such' das Glück nicht in den Sternen,
denn da wohnt es nicht, auch in himmelweiten Fernen
ist es dunkel, ist kein Licht.
Geist und Hände mußt Du regen, Gaben nützen, die Du hast,
dann gibt Gott auch seinen Segen
und macht Glück zu Deinem Gast!"

7

Eigene Hautpflegemittel entdecken

Äußerliche Anwendungen unserer Zauberpflanzenzubereitungen wie Öle, Cremes, Salben und Lotionen beeinflussen unser ganzheitliches Wohlbefinden. Sie bewirken, dass wir uns in unserer Haut so richtig wohlfühlen. Außerdem fördern sie unsere bewusste Wahrnehmung. Jeden Tag wird uns neu klar, welch ein wundervolles Gebäude unser Körper ist. Kein anderes kann ihm gleichgestellt werden.

Mit unserem Körper können wir diese Welt fühlen, hören, sehen, riechen, schmecken und erfahren. Durch liebevolles Verwöhnen unserer Haut können wir ihn spüren lassen, wie sehr wir ihn zu schätzen wissen. Dies wird auch unsere Seele positiv berühren.

Als sensibles Sinnesorgan spricht die Haut auf äußere Reize an. Durch liebevolles Streicheln verschwinden nicht nur Verkrampfungen und Blockaden, sondern wird auch die Ausschüttung von Endorphinen angeregt – die schon erwähnten Glückshormone, die uns ohne äußeren Anlass lächeln lassen!

Vertrauen und Zuversicht werden in uns wach. Sie besänftigen, ja vertreiben Angst und Sorgen, die schlimmsten Feinde unserer Gesundheit. Was immer die Gründe dafür sein mögen, sie sind der Ursprung vieler Krankheiten und lassen die normalen Quellen geistiger und physischer Erneuerung versiegen. Angst gehört zu den mächtigsten Gefühlen, die uns beherrschen können. In ihren ständig wechselnden Verkleidungen erkennen wir unsere uns krankmachenden Ängste meistens gar nicht. Unbemerkt beschäftigen sie nicht nur unseren Geist, sondern greifen auch nach unserem Herzen. Die Folgen sind heute ebenfalls wissenschaftlich nachweisbar und wirken sich, je nach Schwachstellen und Veranlagungen, unterschiedlich auf unsere Gesundheit aus. Eine liebevolle Hinwendung zum eigenen Ich kann dem entgegenwirken. Widmen wir uns also aufmerksam der Pflege unseres Körpers, insbesondere unserer Haut, die ein Spiegel unseres ganzheitlichen Gesundheitszustands ist!

Dadurch wird Vertrauen zum eigenen Körper und auch in eine höhere Macht - eine unvorstellbare Intelligenz - ganz allmählich wieder wachsen. Vertrauen ist eine große positive Kraft. Sie besiegt alle Ängste und Sorgen dieser Welt. Eine tägliche Pflege vertrauensvoller Gedanken macht uns bewusst: Wir sind spirituelle Wesen und hier auf dieser Welt, um menschliche Erfahrungen zu machen. Wir sind nicht hier, um unglücklich zu sein! Uralte Weisheiten sagen außerdem: Im einfachen Tun liegt die Verbindung zur eigenen göttlichen Heilquelle!

Doch liebe Freundin, das zu wissen reicht nicht aus, auch das zu wollen reicht nicht aus, Du musst auch wirklich etwas tun!

Unsere Zauberpflanzen warten darauf, von Dir entdeckt zu werden!

Gemeinsame Wirkungen unserer Zauberpflanzen auf unsere Haut

In meiner langjährigen Praxis als Kosmetikerin machte ich immer wieder die Erfahrung, dass natürliche und einfache Mittel für jeden

Hauttyp und auch jeden Hautzustand am wirkungsvollsten sind. Unsere Zauberpflanzen besitzen hautpflegende, wundheilende, die Funktionen der Haut anregende und regulierende Eigenschaften. Ihre spezifischen Wirkkräfte werden bei den einzelnen Zauberpflanzen-Mitteln besprochen.

Ganz allgemein sind heute Hautprobleme weit verbreitet. Da unsere Haut ein sensibler Spiegel unseres ganzheitlichen Gesundheitszustandes ist, können äußerliche Beschwerden auf innere Störungen hinweisen. Deshalb versuchen wir mit unseren Zauberpflanzen nicht, bestimmte Hautprobleme zu beseitigen. Dafür wird ärztliche Hilfe benötigt und sollte in Anspruch genommen werden. "Heilen ist schwer - Vorbeugen ist leicht". Das ist der Grundsatz, dem wir folgen.

Unsere Zauberpflanzen-Cremes und -Salben sind reine Naturprodukte ohne Konservierungsstoffe. Sie helfen der Haut, ihre naturgegebene Ordnung aufrechtzuerhalten und wiederherzustellen.

Unser Ziel, eine normal funktionierende, gesunde und schöne Haut, läßt sich auf Dauer weder mit der einen noch mit der anderen Zauberpflanze allein erreichen. Einseitigkeit liegt nicht im Wesen der Natur. Viel mehr kann mit einem kurmäßigen Wechsel (längste Anwendungsdauer vier bis sechs Wochen) der Pflanzen erreicht werden. Da ich möglichst frische Pflanzen für meine Zubereitungen bevorzuge, achte ich auf den Rhythmus der Natur. Die Weiße Taubnessel zum Beispiel blüht zweimal im Jahr, im Frühling und im Herbst. Die Schafgarbe blüht zur selben Zeit im Frühling noch nicht und ist im Herbst nicht mehr auf ihrem Höhepunkt. Frauenmantel hat vom Frühjahr bis zum Herbst Saison. Wenn ich mich nach den Pflanzen und den Zeiten ihres Wachstums und ihrer Blüte richte, kann ich nicht den Fehler machen, mich auf Dauer auf eine einzige Pflanze festzulegen. Sehr oft höre ich in meinen Veranstaltungen, dass jemand auf etwas schwört, das einmal gut getan hat, und dann nur noch dieses eine Mittel verwendet. Da wird oft jahrelang der gleiche Tee getrunken, das gleiche Hautöl oder die gleiche Creme verwendet. „Jeden Morgen" - das habe ich auch schon gehört - „habe ich zweieinhalb Jahre lang Apfelessig eingenommen". Apfelessig hat ohne Zweifel seinen Wert, aber nach einer Kur von drei bis vier Wochen sollte eine Pause eingelegt werden!

Unsere Zauberpflanzen wirken sich positiv auf alle Hautfunktionen aus. Sie fördern wichtige Stoffwechselvorgänge, auch Hormon- und Antikörperbildung, die über die Haut abgewickelt werden. Ihre pflanzlichen Hormone und aphrodisisch wirkenden Kräfte können Alterungsprozessen nicht nur der Haut, sondern des ganzen Körpers entgegenwirken.

Auf natürliche Weise wird die Zellerneuerung angeregt. Die Hornschicht der Oberhaut erneuert sich im Kleinkindalter alle 28 Tage. Dieser Erneuerungsprozess verlangsamt sich mit zunehmendem Alter. Die Zellregeneration verlängert sich allmählich auf 45 bis 65 Tage. Die verbrauchten Zellen kommen langsamer an die Hautoberfläche, verhornen leichter, können Barrieren bilden und die Sauerstoffaufnahme und ihre Ausscheidungen behindern.

Unsere Haut kann zwar immer nur so gut sein wie das unter ihr befindliche Gewebe, Erfahrungen zeigen jedoch, dass ihr Zustand mit unserem biologischen Alter nicht übereinstimmen muss. Eine aktivierte Hauttätigkeit stärkt unsere Lebenskraft.

Zauberpflanzenöle für unsere Haut

Aus der Schatzkammer der Natur habe ich vier Öle ausgewählt: Mandel-, Sesam-, Walnuss- und Olivenöl.
Aus Pflanzen, die Licht und Wärme lieben, wurden diese kostbaren Öle gewonnen. Man könnte sie als verdichtetes Licht bezeichnen, und tatsächlich sind sie brennbar.
Die Wirkstoffe unserer Zauberpflanzen werden von diesen Ölen besonders gut gelöst. Ich verwende sie deshalb als Basisöle für Hautcremes, Salben und Lotionen. Die verwendeten Pflanzenöle sollten kaltgepresst und naturbelassen sein.
Sie enthalten aktive biologische Wirkstoffe, fettlösliche Vitamine, pflanzliche Hormone, Lezithine u.a., wirken sich positiv auf die Hautatmung aus, helfen beim Aufbau der Zellen und erhalten das biologische Gleichgewicht der Nervenzellen aufrecht. Die Haut wird durch sie elastisch, geschmeidig, verjüngt und das Hautbild wird verschönert.

Besondere Eigenschaften unserer Basisöle:

Mandelöl eignet sich für jeden Hauttyp. Nährt, pflegt und stärkt die Haut, schützt sie vor Feuchtigkeitsverlust, lässt sie schöner und frischer aussehen!
Sesamöl macht die Haut glatt und weich, schützt vor Feuchtigkeitsverlust, ist ein natürliches Lichtschutzmittel und enthält viele essentielle Fettsäuren. In Asien und Südamerika spricht man diesem Öl

entgiftende und tumorhemmende Eigenschaften zu. Selbst bei tropischen Temperaturen wird es nicht ranzig.

Walnussöl wirkt wohltuend, regulierend und anregend auf die Nervenfasern in der Haut. Sein natürlicher Lichtschutzfaktor schützt vor zu intensiver Sonneneinstrahlung und trägt zur natürlichen Bräunung der Haut bei.

Olivenöl eignet sich hervorragend zur Herstellung von Zauberpflanzencremes oder Salben, vermittelt einen leichten Lichtschutz, ist aber für eine fette Haut nicht angebracht.

Die anderen vorher beschriebenen Öle sind von leichterem Charakter und eignen sich für jeden Hauttyp.

Jedes dieser Öle kann die Basis unserer Zauberpflanzen-Cremes, -Salben und -Lotionen sein.

Folgende Öle können mit den Basisölen gemischt werden:

Weizenkeim-, Lein-, Avokado-, Aprikosenkern-, Sonnenblumen- und Jojobaöl.

Ganz allgemein regen die Zusatzöle die Zellerneuerung an, machen die Haut geschmeidig und unterstützen sie in ihren vielfältigen Funktionen. Sie können zu gleichen oder zu geringeren Teilen mit den Basisölen gemischt werden. Sie sollten naturbelassen und kaltgepresst sein.

Wir benutzen sie nur als Zusätze, weil sie durch Licht, Wärme und Sauerstoffeinfluss wertvolle Inhaltsstoffe verlieren. Sie sind auch nicht geeignet, Wirkstoffe aus unseren Zauberpflanzen zu lösen. Dafür sind die Basisöle zuständig. Außerdem werden sie leicht ranzig und beeinträchtigen die Haltbarkeit. Bei einem hohen Anteil von

Zusatzölen beträgt diese höchstens einige Wochen. (Die vier anfangs genannten Basisöle sind dagegen über ein Jahr lang haltbar.)
Weizenkeimöl mit seinem hohen Anteil an pflanzlichem Vitamin E, Lezithin, Provitamin A und D und anderen hoch wirksamen Inhaltsstoffen ist besonders empfehlenswert.

Für die Zubereitung aller Öle, Cremes, Tinkturen usw. verwende ich frische Pflanzen, denn diese sind am heilkräftigsten. Hast Du nicht die Möglichkeit, frische Pflanzen zu bekommen, kannst Du natürlich auch getrocknete verwenden; achte dabei aber besonders auf gute Qualität! Für ein Zauberblüten-Öl verwendest Du nur frische Blüten; getrocknet sind sie sehr teuer und nicht so gut geeignet.

Frauenmantel-Öl

Zubereitung: Fülle ein Glas oder eine weithalsige Flasche bis etwa zur Hälfte mit frischen, zerkleinerten Frauenmantelteilen, Stengeln, Blättern und Blüten. Kannst Du keine frischen Pflanzen bekommen, nimm halb so viel getrocknete Pflanzenteile. Darüber gießt Du ein ausgewähltes Basisöl, bis das Gefäß voll ist. Gut verschlossen wird es in die Sonne gestellt. Scheint die Sonne nicht, lässt Du es etwa drei Wochen stehen. Bei starker Sonneneinstrahlung können 3 bis etwa 14 Tage ausreichend sein.
Das Glas kannst Du mit zartem farbigen Seidenpapier umwickeln (s."Regenbogenfarben", S. 92 und S. 99). Danach filterst Du durch ein Tuch ab und bewahrst das Frauenmantel-Öl dunkel auf. Das fertige Öl ist etwa zehn bis zwölf Monate haltbar.

Dieses Zauberpflanzenöl läßt sich entweder so wie es ist verwenden oder als Basisöl für Cremes, Salben oder Lotionen gebrauchen.
Du kannst es mit einem ausgewählten Zusatzöl mischen. Etwas frisch ausgepressten Zitronensaft oder Frauenmantel-Tinktur kannst Du tropfenweise unter gutem Schütteln dem fertigen Frauenmantel-Öl beimischen, so dass eine Emulsion entsteht.
Eine persönliche Duftnote erhält es mit einem ausgewählten ätherischen Öl (kein synthetisches, naturidentisches - siehe "Ätherische Öle", S. 48).

Anwendungen: Frauenmantel-Öl ist ein vielseitig verwendbares, wundervolles Hautfunktionsöl.
Nach dem Baden kannst Du es auf die noch feuchte Haut auftragen und mit sanft kreisenden Bewegungen einstreicheln. In feuchtem Zustand ist die Haut besonders aufnahmefähig für unser Frauenmantel-Öl und ein Feuchtigkeitsverlust wird so am besten ausgeglichen. Die leichte Massage tut der Haut gut und sie fühlt sich anschließend glatt und geschmeidig an.
Für eine *Öl-Dusche* eignet sich Frauenmantel-Öl auch sehr gut:
Mit einer milden Seife reinigst Du Deinen Körper unter der Dusche, dann reibst Du die nasse Haut mit dem Öl gut ein. Anschließend noch einmal warm duschen und mit kühlem Guss beenden. Danach entfällt das Eincremen oder Einölen.

Eine *Frauenmantel-Öl-Meersalz-Dusche* ist von Zeit zu Zeit ein sehr wirkungsvolles ganzheitliches "Körper-Peeling":
Frauenmantel-Öl wird mit Meersalz zu einer Paste angerührt, mit

der Du die nasse Haut sanft massierst (siehe "Öl-Dusche"). Danach spürst Du sehr deutlich, dass die Haut keine weitere Behandlung braucht.

Für eine *Frauenmantel-Öl-Heilerde-Dusche* (Heilerde für äußere Anwendungen) wird das Frauenmantel-Öl mit Heilerde statt mit Meersalz angerührt. Weitere Anwendungen siehe "Öl-Dusche".

Als *Badezusatz* kann Frauenmantel-Öl mit Sahne (als Emulgator) vermischt und dem einfließenden Badewasser zugegeben werden. Diesem Gemisch kannst Du außerdem Frauenmantel-Essig oder Frauenmantel-Tinktur hinzufügen.

Wirkungen des Frauenmantel-Öls:
Alle Anwendungen mit dem Öl unserer Zauberpflanze *Frauenmantel* bewirken ganzheitliches Wohlbefinden, heute "Wellness" genannt.
Unsere einstigen weisen heilkundigen Frauen wussten dieses heilkräftige Öl sehr zu schätzen. Zur Pflege im Intimbereich und bei vielen Frauenbeschwerden wurde es angewendet. Jungen Mädchen ebenso wie Frauen während der Schwangerschaft, in und nach den Wechseljahren wurden Einreibungen mit angewärmtem Frauenmantel-Öl empfohlen. Nach Spülungen oder Sitzbädern, die mit Frauenmanteltee oder einem Zusatz von Frauenmantel-Essig oder -Tinktur zubereitet waren, wurde es ebenfalls benutzt.
Frauenmantel-Öl wurde auch innerlich eingenommen. Es eignet sich als Zusatz in unserem kraftspendenden "Wundergetränk" (s.S. 84). Eine wahre Wohltat ist dieses wundervolle Öl für eine trockene,

schuppige, schorfige oder sensible, zu Reizungen neigende Haut. Mit einem Zusatz von Frauenmantel-Tinktur oder -Elixier wirkt es anregend, auch desinfizierend und belebend.
Mit einem Zusatz von Zitronensaft beruhigt es, fördert die Durchblutung und stärkt den Säuremantel der Haut.
Eine Frauenmantel-Öl-Meersalz-Dusche aktiviert die Haut sowie den Blutumlauf und trägt zur Entgiftung und Entschlackung bei. Das Öl-Salz-Gemisch gelangt durch die Poren in das tiefere Zellgewebe und regt dort die Zellteilung an. Diese Behandlung zeigt außerdem gute Wirkungen bei einer sogenannten "Orangenhaut", Cellulitis. In die verstärkten Fettablagerungen im Unterhautgewebe, meistens im Bereich der Oberschenkel und des Gesäßes, kommt Bewegung, so dass Abbauvorgänge aktiviert werden.
Frauenmantel-Öl-Meersalz-Duschen sind besonders im Frühling und im Herbst, bei abnehmendem Mond und zur Neumond-Zeit sehr wirkungsvoll und bei Wetterwechsel-Beschwerden angebracht.

Nebenwirkungen sind nicht bekannt. Übertreibungen, wie zu häufige Anwendung, wirken sich aber nicht vorteilhaft aus!
Frauenmantel-Öl ist ein wundervolles Pflegeöl und ein altbewährtes Wundheilöl, das einst auch zur Heilung von Knochenbrüchen, Wirbelsäulen- und Gelenkbeschwerden verwendet wurde.

Schafgarben-Öl

Zubereitung und Anwendungen: siehe Frauenmantel-Öl.
Wirkungen: Schafgarben-Öl ist in seinen Wirkungen dem Frauen-

mantel-Öl zwar ähnlich, besitzt jedoch stärkere krampflösende, blutstillende und tonisierende Eigenschaften.
Seine adstringierenden Wirkungen haben sich zur Vorbeugung ebenso bewährt wie bei akuten Beschwerden, besonders bei Cellulitis, Krampfadern, Besenreißern und dergleichen.
Durch einen Zusatz von frisch gepresstem Zitronensaft oder etwas Schafgarben-Tinktur können die Wirkkräfte des Öls verstärkt werden.
Als ein wertvolles Heilöl, das "Kraft und Tugend" fördert, hatte Schafgarben-Öl in der Intimpflege der Frauen schon früher einen ausgezeichneten Ruf. Es wurde beispielsweise zur Pflege und Gesunderhaltung und auch zum Einreiben bei Schmerzen oder Schweregefühl der Brüste vor der Regel angewendet.

Weiße Taubnessel-Öl

Zubereitung und Anwendungen: siehe Frauenmantel-Öl.

Wirkungen: Weiße Taubnessel-Öl ist in seinen Wirkungen den beiden vorher genannten Zauberölen sehr ähnlich (siehe auch dort).
Unsere Zauberpflanzen, jede für sich, besitzen spezifische Eigenarten und Kräfte. Diese sprechen uns nicht alle und immer in gleicher Weise an und wirken auch nicht neutral! – Weiße Taubnessel-Öl ist ein ausgezeichnetes Hautfunktionsöl, zur vorbeugenden Gesunderhaltung der Haut wie für unseren weiblichen Intimbereich bestens geeignet.
Mit gutem Erfolg wurde es einst zu Heilzwecken und zur Linderung von Beschwerden bei Lymphgefäßschwellungen, Krampfadern, Schup-

penflechte, chronisch gewordenen Hautekzemen und dergleichen eingesetzt.
Nebenwirkungen sind bei den drei letztgenannten Zauberpflanzenölen nicht bekannt, können jedoch heute nicht ganz ausgeschlossen werden (z.B. Allergien).

Beifuß-Öl

Zubereitung und Anwendungen: siehe Frauenmantel-Öl.

Wirkungen und spezielle Anwendungen: Beifuß-Öl könnten wir als Nervenöl bezeichnen. Aus dieser Zauberpflanze stellten die Indianer und Asiaten nicht nur ihre Brennzylinder (Moxen) her, sondern auch ein Öl, das zum Ausgleich der Gegensätzlichkeiten unserer Welt beitragen sollte.
Diesem Wunderöl wurde die Fähigkeit zugesprochen, das in allen Körperteilen wirkende Bewusstsein anzuregen und so die Zusammenarbeit der Organe zu fördern. Mit warmem Beifuß-Sesam-Öl wurde der Rücken, die Nierengegend und besonders die Wirbelsäule eingerieben und massiert. Diese Anwendungen sollen die Tätigkeiten des Rückenmarks, des zentralen Nervensystems und den Blutumlauf aktivieren. In besonderem Maße sollen unser Gehirn und unsere fünf Sinne davon profitieren.
Naturvölker schrieben intensiven Hautbehandlungen von jeher große Auswirkungen auf das Innenleben unseres Körpers zu.
Beifuß-Öl wirkt sich über die Haut positiv auf unseren Hormonhaushalt aus und wirkt in körperlichen und seelischen Bereichen Alte-

rungsprozessen entgegen. Nebenwirkungen sind nicht bekannt, können jedoch nie ganz ausgeschlossen werden!

Rainfarn-Öl

Zubereitung und Anwendungen: siehe Frauenmantel-Öl.

Wirkungen: Ein Auszug aus Blüten und Blättern des Rainfarn wurde seit altersher als Einreibemittel bei Rheuma, Gicht, Gelenk-, Knie- und Hüftbeschwerden angewendet.
Bei der Heilung von Wunden, bei irritierter, schorfiger, schuppiger und trockner Haut hatte man gute Erfahrungen mit Rainfarn-Öl gemacht. Dieses stark desinfizierende Zauberpflanzenöl war einstmals und ist auch heute noch ein wunderbares Mittel, um über die Haut die naturgegebene Ordnung im Organismus aufrecht zu erhalten und auch wiederherzustellen.

Zauberblüten-Öl

Zauberblüten-Öle tragen das Prinzip von Licht und Intelligenz in sich. Außerdem enthalten sie verstärkt die Individualität der jeweiligen Zauberpflanze, deren Blüten verwendet worden sind, das heißt
- das Prinzip Einklang, Gleichgewicht und Harmonie beim **Frauenmantel**
- das Prinzip Tugend und Kraft bei der **Schafgarbe**
- das Prinzip absolute Klarheit und Reinheit bei der **Weißen Taubnessel**

– das Prinzip Wärme und Geborgenheit beim **Beifuß**
– das Prinzip Ordnung, den Gesetzen der Natur gehorchend, beim **Rainfarn**.

Die Zauberblüten zu kombinieren - wenn Du es möchtest - ist eine besondere Kunst! Eigentlich ist jede Blüte für sich schon "zauberhaft" und sich selbst genug! Starke Pflanzenpersönlichkeiten wie Rainfarn und Beifuß können sehr gut nebeneinander existieren, eventuell dazu noch die Schafgarbe. Die zarten, lieblichen Taubnesselblüten oder die Frauenmantelblüten jedoch nicht. Ihr Zauber schwindet dahin, wenn sie nicht allein verwendet werden!

Für Blüten-Öle ist Mandelöl als Basisöl am besten geeignet.

Zubereitung und Anwendungen: siehe Frauenmantel-Öl.

Wirkungen: Zauberblüten-Öle sind Kostbarkeiten aus dem Garten der Natur. Das Ambrosia der Lebenserneuerung, aphrodisisch wirkende Kräfte, die eng in Beziehung zur kosmischen weiblichen Energie stehen, tragen diese Öle in sich.
Über unsere Haut wirken sie belebend auf unsere Weiblichkeit ein – auf unser psychosomatisches Sein. Mit glücklich machenden Hormonen fördern sie die Regeneration und helfen dazu, dass Depressionen verschwinden.

Zauberpflanzen-Cremes, -Salben und -Lotionen

Wozu brauchen wir diese auch noch, wenn wir doch so wunderbare Zauberpflanzen-Öle haben, die unsere Haut pflegen und gesund erhalten? Die Antwort lautet: An verschiedenen Stellen unseres Körpers ist unsere Haut unterschiedlich beschaffen, auch Hautzustand und Hauttyp bleiben nicht ein Leben lang gleich. Örtliche Hautveränderungen, wie Falten, lassen sich manchmal gezielter mit Salben oder Cremes behandeln.

Salben, Cremes und Lotionen werden mit Hilfe unserer Zauberpflanzenöle hergestellt, allerdings werden ihnen andere Stoffe beigefügt, damit sie eine besondere Konsistenz bekommen.

Orientieren können wir uns in jeder Beziehung an der Natur! In ihrem wechselvollen Geschehen, ihrem Wirken und Walten, bei dem sie ständig Einseitigkeiten auszugleichen trachtet, liegen ihre Geheimnisse und ihre Schönheit verborgen. Auch unser Heil, in welcher Form auch immer wir dafür etwas tun möchten, kann nicht nur mit einem Wundermittel erreicht werden. Als ein Teil unserer großen Lehrmeisterin, der Natur, tun wir gut daran, ihrem Vorbild zu folgen und nicht nur bei unserer Ernährung, sondern auch bei den Pflegemitteln unserer Haut für Abwechslung zu sorgen. Unsere Zauberpflanzen können uns bei diesem Wechsel helfen. Ich hoffe, liebe Freundin, dass es Dir Freude macht und Du Freude an Dir selbst hast. Ohne Freude an uns selbst wird uns das Leben keine Freude machen!

Frauenmantel-Creme zum Wohlfühlen

Frauenmantel-Creme 1

Zutaten: 100 ml ausgewähltes Basisöl oder 75 ml Basisöl und 25 ml Zusatzöl oder die beiden zu gleichen Teilen gemischt (vgl. S. 113 f.). Etwa 3 Esslöffel frische zerkleinerte Frauenmantelteile (oder die Hälfte getrocknete). 10 bis 15 g ungebleichtes Bienenwachs (nimmst Du weniger, wird die Konsistenz weicher). 20 bis 60 g Lanolin (je mehr Du nimmst, umso mehr Flüssigkeit kann die Creme vertragen). 40-60 ml Flüssigkeit, wie Rosen- oder Hamameliswasser (Apotheke) oder Frauenmanteltee. Ätherisches Öl nach Wahl (s."Ätherische Öle", S. 55).

Zubereitung: In einem Töpfchen (nicht Metall) in warmem Wasserbad setzt Du das Basisöl (nicht das Zusatzöl, vgl. S.114f.) mit den Pflanzenteilen zusammen an und lässt sie etwa eine halbe Stunde ziehen. Nach etwas Rühren und Drücken wird alles durch ein Tuch gut ausgepresst. In das nun leere Töpfchen gibst Du das Bienenwachs und das Lanolin und zum Schluss die angewärmte Flüssigkeit. Rühre, bis das Ganze eine schöne cremige Konsistenz hat (Du kannst dabei den Topf in kaltes Wasser stellen). Wenn Du möchtest, fügst Du am Schluss noch ein ätherisches Öl bei. (Für Frauenmanteltee Wasser 10 Min. kochen lassen, die Pflanzenteile hineingeben, kurz mitkochen und nach dem Abkühlen durch ein Tuch abfiltern.)

Frauenmantel-Creme 2

Zutaten: 100 ml Frauenmantel-Öl (vgl. S. 115). 10 bis 15 g Bienenwachs, 20 bis 60 g Lanolin, 3 bis 4 Esslöffel Frauenmantel-Tinktur oder -Elixier, ätherisches Öl nach Wahl.

Zubereitung: Du beginnst wieder mit dem Töpfchen im warmen Wasserbad und gibst zuerst das Bienenwachs und das Lanolin hinein, evtl. noch Honig. Haben sich diese aufgelöst, gibst Du das Frauenmantel-Öl und danach die -Tinktur oder das -Elixier hinzu und rührst alles bis zum Erkalten. Ätherisches Öl kommt, wenn gewünscht, zum Schluss.

Frauenmantel-Salbe

Zutaten: 100 ml Frauenmantel-Öl, 10 bis 15 g Bienenwachs,
3 Esslöffel Frauenmantel-Tinktur oder -Elixier oder 1 Eßlöffel Frauenmantel-Essig oder Frauenmantel-Wein. Evtl. 1 Teelöffel Honig.
Zubereitung siehe Frauenmantel-Creme 2.

Frauenmantel-Lotion

Zutaten: 100 ml Frauenmantel-Öl, 3 g Bienenwachs, 15 g Lanolin,
20 bis 30 ml Frauenmanteltee.
Zubereitung siehe Frauenmantel-Creme.

Anwendungen: Auf die gut gereinigte, noch feuchte Haut werden Creme, Salbe oder Lotion aufgetragen. Creme und Lotion eignen sich zur Tages- und Nachtpflege.
Wirkungen: Für jeden Hauttyp und Zustand sind Frauenmantel-Creme und -Lotion geeignet. Sie pflegen, nähren und schützen die Haut, wirken beruhigend und Irritationen entgegen. Von der Haut werden sie leicht aufgenommen, erhalten sie gesund und frisch und unterstützen sie in allen ihren Funktionen. Sie wirken der Faltenbildung entgegen und regen die Zellregeneration an (s. auch Frauen-

mantel- Öl, Wirkungen). Salben sind bei Hautfunktionsstörungen in bestimmten Bereichen, zum Beispiel bei trockenen, verhornten Fußsohlen, schuppiger Haut etc. angebracht.

Schafgarbe-Creme, -Salbe, -Lotion

Zubereitung und Anwendungen: siehe Frauenmantel-Creme 2 etc.
Wirkungen: siehe Frauenmantel- und Schafgarbe-Öl.
Schafgarbe-Creme und -Lotion sind hervorragende Hautpflegemittel. Sie verfeinern das Hautbild. Ihre zusammenziehende, adstringierende Wirkung schützt vor Feuchtigkeitsverlust, zieht vergrößerte Poren und erweiterte Äderchen (feinste Kapillar-Gefäße in der Haut) zusammen. Sie sind entzündungshemmend, stärken und festigen das Gewebe.
Schafgarbe-Salben wurden seit Urzeiten zur Wundheilung, Schliessung und Wiederherstellung des Gewebes verwendet.
Ein Zusatz von Zauberpflanzen-Essig (sauer) kann die genannten Wirkungen unterstützen. Zauberpflanzen-Essig und Wein (auch gemischt) unterstützen die Aufnahmefähigkeit der Haut für heilende und nährende Substanzen, Vitalstoffe unserer Zauberpflanzen-Öle. Unsere Haut nimmt in ähnlicher Weise wie der Darm Stoffe auf, kann sie aber auch abweisen. Zauberpflanzen-Wein, -Tinkturen und -Elixiere wirken hier als Vermittler, Katalysatoren!

Weiße Taubnessel-Creme, -Salbe und -Lotion

Zubereitung und Anwendungen: siehe Frauenmantel- und Schafgarbe-Creme und -Salbe.

Wirkungen: Diese "Zaubernessel"-Creme beseitigt Unreinheiten und klärt das Hautbild. In jedem Alter fördert die Weiße Taubnessel-Creme die Regeneration der Haut. Sie wirkt Faltenbildungen entgegen und glättet vorhandene. Sie kann den hohen Ansprüchen der reifer werdenden Haut gerecht werden und Fehlendes in unserem Hormonhaushalt ausgleichen, was eine wahre Wohltat sein kann. Ihre äußerlichen Einflüsse können auch sehr positive Auswirkungen auf die inneren Organe haben. Die Weiße Taubnessel, die das Prinzip absoluter Reinheit in sich trägt, eignet sich ausgezeichnet zur Intimpflege. Die Milz und das Lymphsystem werden über die Haut wohltuend von unserer "Zaubernessel" angesprochen.

Beifuß-Creme, -Salbe und -Lotion

Zubereitung: siehe Frauenmantel-Creme, -Salbe und -Lotion.
Beifuß, diese Zauberpflanze der Göttin Artemis, wurde einst von unseren "Kräuterhexen" (vgl. S. 10) und auch in der traditionellen Medizin vieler Naturvölker nicht zur allgemeinen Hautpflege oder als Schönheitsmittel verwendet, sondern um ganz gezielten Einfluss besonders auf das Nervensystem auszuüben.
Anwendung und Wirkungen: siehe Beifuß-Öl.

Rainfarn-Creme, -Salbe und -Lotion

Zubereitung und Wirkungen: siehe Frauenmantel-Creme, -Salbe und -Lotion.
Wirkungen: Alle Zubereitungen aus dem Rainfarn sind stark wirken-

de Mittel und zur allgemeinen Hautpflege nicht so gut geeignet wie Frauenmantel, Schafgarbe und Weiße Taubnessel, können aber wesentlich zur Normalisierung der Hautfunktionen beitragen. Zur Intimpflege sind Cremes, Lotionen oder Salben von Zeit zu Zeit angebracht, um die naturgegebene Ordnung der Haut aufrechtzuerhalten oder wiederherzustellen.
Rainfarn-Cremes und -Salben hatten einst einen ausgezeichneten Ruf als Mittel bei Nervenschmerzen, Gicht, Rheuma und Gelenkbeschwerden, ferner zur Heilung von Wunden, bei irritierter, schuppiger Haut und Pilzinfektionen. Die spezifischen Heilkräfte dieser starken Pflanzenpersönlichkeit (s. Kap. 4 - Thujon und Kampfer) gelangen über die Blutgefäße und Nervenfasern in der Haut in das Innere des Organismus und entfalten je nachdem, wo sie gebraucht werden, ihre Wirkungen. Zusätze von Zauberpflanzen-Essig, -Wein und -Tinkturen sind besonders bei Knie-, Gelenk- und Hüftbeschwerden und auch für die Füße angebracht.
Siehe auch Schafgarbe-Creme-Wirkungen.

Zauberblüten-Creme und -Lotion

Zubereitung und Anwendung: siehe Frauenmantel-Creme und Frauenmantel-Lotion.
Wirkungen: siehe Zauberblüten-Öl.

Zauberpflanzen-Wasser - eine Erfrischung für Körper, Seele und Geist

Aus eigener Erfahrung wissen wir alle, wie einfaches Waschen des Gesichts erfrischt. Mit unserem Zauberpflanzen-Wasser, einer bewussten extra Erfrischung, sprechen wir nicht nur den ganzen Körper an, sondern vertreiben Trägheit, schlechte Stimmungen und Depressionen aus der Seele und klären unsere Gedankenwelt.
Unsere Haut im Gesicht und auch an den Händen und Füßen steht über die in ihr befindlichen Nervenausläufer mit unseren inneren Organen, unserem Gehirn, unseren Sinnen und unserem endokrinen Drüsensystem in Verbindung. Die wundervollen Wirkungen unseres Zauberpflanzen-Wassers sind zwar vielfältiger Art, besonders bemerkenswert ist jedoch die Wirkung auf die Ausläufer von Nervenbahnen. Schon die Kulturvölker des Altertums betrieben ganz bewusste Körper-/Seele-Verjüngungspflege. Einst war diese ein Mittel, um höhere Ziele zu erreichen, beispielsweise geistige Fähigkeiten und Kräfte zu entwickeln oder freizusetzen.

Liebe Freundin, aus jeder Zauberpflanze kannst Du Dir Dein ganz persönliches Zauberwasser herstellen, nach Deinen Vorstellungen etwas Gutes zur Erhaltung Deiner Gesundheit tun und Deinen individuellen Bedürfnissen entsprechend eigenverantwortlich zu ihrer Wiederherstellung beitragen.

Die Pflanzenpersönlichkeiten mit ihren Eigenarten und Wirkungen hast Du nun so weit kennengelernt, dass es Dir leicht fallen wird, Dein Wissen auch hier praktisch anzuwenden.

Zauberpflanzen-Wasser für das Gesicht und eine sensible Haut

Rezept 1

Zutaten: 100 ml Rosen- oder Hamameliswasser (Apotheke),1 Teel. ausgewählte Zauberpflanzen-Tinktur oder -Elixier, Zauberpflanzen-Essig- oder -Wein. 1/2 Teel. Honig. Evtl. ätherisches Öl nach Wahl. Gut geeignet sind Lavendel (beruhigend) oder Rosmarin (anregend).

Zubereitung: Das Rosenwasser mit Honig mischen. In einer verschlossenen Flasche im Wasserbad leicht erwärmen und gut schütteln, bis der Honig völlig aufgelöst ist. Danach die ausgewählte Zauberpflanzen-Tinktur und eventuell ein ätherisches Öl hinzufügen.

Anwendungen: Ein gutes Mittel zur täglichen Gesichtspflege. Nach der Reinigung kannst Du die Haut mit Zauberpflanzen-Wasser anfeuchten und Zauberpflanzen-Creme-, -Lotion oder -Öl in die feuchte Haut einmassieren. Die Wirkstoffe und die Feuchtigkeit werden der Haut in optimaler Form zugeführt. Zur Erfrischung zwischendurch kannst Du auch Zauberpflanzen-Wasser auf die Haut sprühen. Es ist für den ganzen Körper und auch als Haarwasser geeignet!

Rezept 2

Zutaten: 200 ml Wasser, 1 Eßlöffel getrocknete oder die doppelte Menge frische zerkleinerte Zauberpflanzen wie Frauenmantel, Schafgarbe und Weiße Taubnessel. Jede für sich, gemischt oder nur von einer die Blüten. 1 Teel. Honig, 2 Teel. Frauenmantel-, Schafgarbe- oder Weiße Taubnessel-Tinktur, Essig oder Wein, ätherisches Öl nach Wahl.

Zubereitung: Das Wasser 10 Minuten kochen lassen, dann die ausgewählten Zauberpflanzen hinzufügen, noch einmal aufkochen, 15 Minuten ziehen lassen und durch ein Tuch abseihen, gut ausdrücken. In das abgeseihte, noch warme Zauberpflanzen-Wasser den Honig geben, sehr gut schütteln bis der Honig gelöst ist und die ausgewählte Zauberpflanzen-Tinktur o.a. wie oben hinzufügen.

Zauberpflanzen-Wasser, verstärkt

Zutaten: 100 ml Rosen- oder Hamameliswasser, 1/2 Teelöffel Honig, 1 bis 3 Esslöffel ausgewählte Zauberpflanzen-Tinktur, Zauberpflanzen-Elixier, -Essig oder -Wein.

Zubereitung: siehe Rezept 1).

Zauberpflanzen-Wasser, extra stark

Zutaten: 100 ml Rosen- oder Hamameliswasser oder ausgewählter Zauberpflanzentee, 1/2 bis 1 Teelöffel Honig, 25 bis 50 ml Zauberpflanzen-Tinktur, -Elixier, -Essig oder -Wein.

Zubereitung: siehe Rezept 1 und 2).

Zauberpflanzen-Wasser mit Meersalz

Zutaten: siehe "Zauberpflanzen-Wasser, verstärkt" mit Zusatz von 1 bis 2 Teelöffeln sonnengetrocknetem Meersalz (Reformhaus).

Zubereitung nach Rezept 1 oder 2 mit Meersalz-Zusatz sehr gut durchschütteln, bis alles gelöst ist.

Anwendungen der vorstehenden Rezepturen:
"Zauberpflanzen-Wasser verstärkt" oder "extra stark" eignet sich gut zu Teil- oder Ganzkörper-Einreibungen, besonders für die Brüste, die Achselhöhlen, Beine, Füße, Hände sowie für Umschläge und als Haarwasser .
Beifuß- und Rainfarn-Wasser mit Meersalz kannst Du von Zeit zu Zeit, jeweils einige Tage, auch als Gesichtswasser verwenden, jedoch nicht über einen längeren Zeitraum.

Wirkungen: Zauberpflanzen-Wasser, nach Rezept 1 oder 2 zubereitet, ist ein tonisierendes Hautpflegemittel von leicht antiseptischer, klärender, sanft belebender Wirkung.
Der pH-Wert dieses Wassers ist sehr günstig und stärkt den Säuremantel der Haut. "Zauberpflanzen-Wasser verstärkt" oder "extra stark" trägt die Wirkkräfte der jeweiligen Zauberpflanze konzentriert in sich.
Ganz allgemein sind zu lange Anwendungen, besonders von Beifuß- und Rainfarn-Zauberwasser extra stark, zu vermeiden. Manchmal kann deren intensive Wirkung aber auch sehr angebracht sein. Die Nerven werden angeregt, das Blut fließt schneller, Hautverdickungen oder Verhornungen kann ebenso entgegengewirkt werden wie Hautverfärbungen. Ganzkörpereinreibungen können bei Wetter- oder Jahreszeitwechsel sowie bei Fastenkuren hilfreich sein. Sie öffnen die Poren, Ausscheidungsprozesse der Haut und ihre Sauerstoffaufnahme werden gefördert.
Zum Zusatz von Meersalz siehe auch "Frauenmantel-Meersalz-Öl-Dusche". Zauberpflanzen-Wasser mit Meersalz fördert die Regenera-

tion der Haut, hält die Feuchtigkeit in ihr zurück und ist von einhüllendem Charakter. Es macht weich, geschmeidig und wirkt Steifigkeit entgegen. Übertreibungen sind aber nicht angebracht.

Brustguss nach Sebastian Kneipp mit Zauberpflanzen-Wasser

Einreibungen mit *Zauberpflanzen-Wasser* möchte ich Dir, liebe Freundin, zusammen mit einer speziellen Wasseranwendung - dem Brustguss nach Sebastian Kneipp - sehr herzlich empfehlen.
In den USA wird dieser Brustguss von gesundheitsorientierten Kreisen als ein heute unverzichtbares Mittel zur Gesunderhaltung der weiblichen Brust angesehen. Ganz ähnliche Wasseranwendungen mit etwa gleichen Wirkungen werden in Indien (nach der Ayurveda-Lehre) praktiziert. Den Kneipp-Brustguss halte ich für am besten durchdacht, am wirkungsvollsten und am leichtesten durchfürbar. Er wirkt sich auch sehr positiv nach Eingriffen und zur Vermeidung weiterer Beschwerden aus.
Mit dieser Wasseranwendung werden Reize gesetzt, auf die unser Körper auf ganz natürliche Weise reagiert. Die Durchblutung wird angeregt, Anreicherungen von Fett und Krankheitsstoffen werden beseitigt. Die Brüste werden gekräftigt.

Wie wird der Brustguss gemacht?

Du stehst in der Badewanne oder Dusche. Der Wasserschlauch sollte möglichst ohne Brauseeffekt sein. Die Brause abdrehen und den Schlauch nur zum Gießen verwenden. Du beginnst die Begießung

mit kaltem Wasser am rechten Handrücken, hast also den Schlauch in der linken Hand, führst den Wasserstrahl an der Armaußenseite hoch bis zum Schultergelenk und gehst die Arminnenseite zur Hand abwärts zurück.
Nun wechselst Du zur linken Hand, hast also den Wasserschlauch in der rechten Hand, und führst ihn an der linken Arminnenseite hoch bis zur Achselhöhle. Von hier gehst Du mit dem Schlauch auf die Brüste über und umkreist sie in Achterform, also nicht direkt auf die Brüste gießen, sondern rund um sie herum! Anschließend führst Du das Wasser außen am linken Arm abwärts.
Brustwechselguss: Ein Wechselguss richtet sich nach der individuellen Befindlichkeit. Es wird von warmem oder heißem Wasser (38 bis 42 Grad C) zu kaltem (8 bis 15 Grad C) gewechselt. Je kühler das Wasser, desto kürzer die Dauer. Eine Anwendung dauert etwa 30 Sekunden. Sie kann wiederholt werden.

Wann sollte der Brustguss gemacht werden? Eine sehr günstige Zeit ist vor dem Zubettgehen, denn eine Nachwärmung ist wichtig. Der Magen sollte weder völlig leer noch überfüllt sein. Zugluft ist nach der Anwendung zu vermeiden, danach sind Zauberpflanzen-Wasser-Einreibungen sehr zu empfehlen. Die Wirkstoffe werden durch eine anschließende Erwärmung im Bett wunderbar aufgenommen.

Wirkungen mit anschließenden Zauberpflanzen-Wasser-Einreibungen: Eine Zauberpflanzen-Wasser- und auch Zauberpflanzen-Öl-Einreibung nach dem Brustguss intensiviert die Wirkung auf das Nervensystem und auf die seelisch geistige Verfassung. Das Immunsystem wird durch Anregung der Thymusdrüse stimuliert, Herzklopfen und Rythmusstörungen werden besänftigt und eine Vertiefung der Atmung stellt sich ein. Die Gesunderhaltung der Brüste wird gefördert. – Nicht angebracht ist ein Brustguss bei schweren Herz- oder sonstigen Erkrankungen. Doch bei derartigen Beschwerden bist Du ja sowieso in ärztlicher Behandlung oder holst ärztlichen Rat ein.

Weitgehend werden die Reaktionen auf den Brustguss vom momentanen Zustand des Organismus mitbestimmt. Dabei spielt das Alter natürlich auch eine Rolle; doch für einen Brustguss wenigstens hin und wieder ist niemand zu alt oder zu jung. Wie schön wäre es, wenn Mädchen schon in ihrer Jugendzeit mit diesen bewährten Maßnahmen vertraut gemacht würden - im Sinne unseres Leitgedankens "Vermeide die Gefahr, die noch nicht gekommen ist".
Aus eigener Erfahrung kann ich berichten: Als ich noch in den USA lebte, voll berufstätig war, wenig Zeit und viel Stress hatte, waren heilende Pflanzen meine hilfreichen "Gesundheitsgeister" - wie natürlich auch noch heute! Von den Wunderwirkungen eines Brustgusses nach Sebastian Kneipp hatte ich dort zwar gehört, aber mich nicht weiter dafür interessiert. Als ich viele Jahre später während meiner Ausbildung in Indien bemerkte, dass ich leichte und dann stärker werdende Herzrhythmusstörungen hatte, wahrscheinlich Wechseljahresbeschwerden, empfahl man mir eine ganz ähnliche Anwendung wie die von Pfarrer Kneipp und dazu eine Yoga-Atemübung. Meine Störungen bekam ich dadurch unter Kontrolle, und sie verschwanden so allmählich wie sie gekommen waren!

Zu guter Letzt

Wohlfühlkissen mit Zauberpflanzen

Für ein Wohlfühlkissen empfehle ich unsere Zauberpflanzen Beifuß und Rainfarn, denn sie ergänzen und verstärken einander. Die Schafgarbe kannst Du, wenn Du möchtest, noch mit dazu geben. Frauenmantel und Weiße Taubnessel sind in einem Zauberpflanzen-Kissen weniger geeignet und würden neben den beiden zuerst genannten starken Pflanzenperönlichkeiten kaum zum Tragen kommen.

Wie stelle ich ein Zauberpflanzen-Kissen her?

Du sammelst die Zauberpflanzen Beifuß, Rainfarn und Schafgarbe kurz vor dem Aufblühen und während der Blütezeit.
Blätter und Blüten werden sorgfältig vor Sonne geschützt im Haus luftgetrocknet. Du brauchst etwa 250 bis 300 g getrocknete Pflanzen. Das ideale Zauberpflanzen-Wohfühlkissen kann eine Herzform bekommen oder 30 mal 40 cm groß werden.
Naturbelassene Baumwolle, Leinen oder Naturseide sind gute Materialien für den Kissenbezug.

Anwendung: Vor einer Anwendung erwärmst Du Dein Zauberkissen nicht, sondern läßt die ätherischen Öle der Zauberpflanzen erst durch Deine Körperwärme aktiv werden. Du legst das Kissen auf die Brust und deckst Dich schön warm zu. Du kannst es aber ebenso gut

auf Deinen Bauch, um Deine Schultergelenke, auf die Knie, die Nierengegend oder die Ohren legen, immer gerade dorthin, wo es Dir guttut.
Seine heilenden Kräfte behält Dein Zauberkissen von einer Saison bis zur nächsten. Bei Allergie sollte mit dem Beifuß vorsichtig umgegangen werden.

Wirkung: Bist Du vertraut mit der Ausstrahlung unserer Zauberpflanzen und hast eine Liebe zu ihnen entwickelt, können sie tiefe Wirkung auf Dein psychisches Gleichgewicht haben.
Unser Zauberpflanzen-Kissen besitzt die einzigartige Eigenschaft, Kopf und Herz zu verbinden, also gleichzeitig anzusprechen. Unsere Selbstheilungskräfte werden aktiviert und bringen in Unordnung Geratenes wieder ins Gleichgewicht. So wird eine seelische Umstimmung möglich.
Die ätherischen Öle unserer Zauberpflanzen haben keimtötende, antibakteriell und antiviral wirkende Heilkräfte. Über den Kontakt mit unserer Haut wirken diese auch auf unsere inneren Organe.
Zu einem Wohlfühlkissen wird unser Zauberpflanzen-Kissen durch seine unittelbaren Wirkungen auf unser Gehirn. Körper und Seele werden gleichermaßen angesprochen. Verkrampfungen, Depressionen und Ängste lösen sich, die Atmung wird gleichmäßger und vertieft sich. Nicht nur das Einschlafen wird gefördert, sondern auch der Tiefschlaf in der Nacht.
Abends im Bett lese ich noch gern. Wenn ich dann mein "Wohlfühlkissen" bei mir habe und warte, dass meine Körper- und die Bettwärme meine Zauberpflanzen aktivieren und diese mir durch ihre

wundervolle Ausstrahlung zu einer tiefen Entspannung verhelfen, werden meine Erwartungen (vielleicht wegen der Ablenkung durch das Lesen) nicht immer wunschgemäß erfüllt. Wenn die Wirkung aber unerwartet richtig eintritt, ist es ein kaum zu beschreibendes Erlebnis. Tiefste Entspannung läßt mich Vorgänge in meinem Körper wahrnehmen: das Pulsieren in meinen Adern, den gleichmäßigen Rhythmus meines Herzens; alles geschieht ohne mein bewusstes Zutun. Dankbare Empfindungen steigen empor - "Alles ist gut!" "Alles ist gut!"-Empfindungen lassen mich in tiefen Schlaf versinken.

"Unsere Haut sollten wir nicht nur als einen Mantel gegen Regen und Sonnenschein betrachten, sondern als eines der wichtigsten Organe unseres Körpers, ohne dessen unaufhörliche Tätigkeit ... weder Gesundheit noch langes Leben bestehen kann und dessen Vernachlässigung eine Quelle unzähliger Krankheiten und Lebensabkürzungen geworden ist!" (Christoph Wilhelm Hufeland, 1762-1836. Leibarzt des preußischen Königs. Ihm waren die Heilkräfte der Natur und die Selbstheilungskräfte des menschlichen Körpers heilig!)

Danksagung

Meine Einstellung zu Gesundheit und Krankheit wurde entscheidend geprägt von meinen beiden Lehrern, dem deutschen Arzt Dr. Otto Max Bruker und dem Ayurveda-Arzt Dr. V.P. Khanna in Almora, Indien. Beiden bin ich überaus dankbar dafür, dass sie ihr wertvolles Wissen an mich weitergegeben haben.

Zu den Abbildungen

Umschlag vorn (Frauenmantel) und hinten (Frauenmantel, Schafgarbe, Weiße Taubnessel, Beifuß, Rainfarn) sowie Bestimmungskarten: Fotos von Ingrid und Peter Schönfelder

Klappe vorn und Seite **37**: Die Abbildung der Pflanzensammlerin ist eine Miniatur aus dem sog. „Hausbuch der Cerruti" bzw. dem Wiener Codex Tacuinum sanitatis, um 1410 entstanden. Die Dame ist mit einem, wahrscheinlich scharfen, Messer in einem fürstlichen Kräutergarten unterwegs - in diesem Fall, um Fenchel zu schneiden, der in unserem Buch nicht vorkommt. (akg-images, Berlin)

Seite **8**: Diese Abbildung stammt wie die vorgenannte aus dem Wiener Codex Tacuinum sanitatis. Hier wird Safran (vgl. S. 72) geerntet. (akg-images) Eine Kostprobe aus dem Codex ("Hausbuch der Cerruti"): „Die Knollen müssen jeden vierten Frühling aus der Erde genommen, in der Scheune aufbewahrt und im Sommer neu gepflanzt werden. Die beste ist die rote orientalische Sorte, die im Gemüsegarten gezogen wurde; aber in den Hallen an der Rialtobrücke in Venedig wird auch der aus L'Aquila gehandelt. - Er labt das Herz, macht kühlen Kopf und reizt zur Unkeuschheit. Jedoch verursacht er Übelkeit, die man mit Quittensaft oder herbem, gewürztem Wein bekämpfe. Er macht gutes, dünnes, scharfes Blut, besonders bei alten Menschen, und wirkt, wie der berühmte griechische Arzt und Botaniker Dioskurides berichtet, aufgelöst in Likörwein, gegen Trunkenheit." (Übersetzung von Susanne Vogel aus: "Von der gesunden Lebensweise", München 1985)

Seite **10**: Diesen Holzschnitt eines anonymen Künstlers hat Sigrid Schade in ihrem Buch "Schadenzauber und die Magie des Körpers" (Worms 1983) wiedergegeben aus A. Schramms Werk "Der Bilderschmuck der Frühdrucke", Leipzig 1922.

Seiten **17, 21, 25, 29, 33**: Zeichnungen von Elizabeth Blackwell aus ihrem zweibändigen, 1737-1739 gedruckten Werk „A curious Herbal" (452.f.1-2). Mit

Genehmigung der British Library, London, UK. Elizabeth Blackwell ist eine der wenigen weiblichen Ausnahmen unter den Verfassern und Zeichnern von Kräuterbüchern des 18. Jahrhunderts. (Mit Hilfe der Erlöse aus ihrem Pflanzenbuch konnte sie ihren Ehemann aus dem Schuldturm befreien.) - Hier soll noch Catharina Helena Dörrien (1717-1795) aus Hildesheim erwähnt werden, die als Botanikerin und Pädagogin fast 2000 wunderbare Pflanzenaquarelle und -zeichnungen angefertigt hat. Leider konnte sie nur ihren Pflanzenkatalog „Verzeichniß und Beschreibung der sämtlichen in den Fürstlich Oranien-Nassauischen Landen wildwachsenden Gewächse" (1777) veröffentlichen, nicht aber ihre Zeichnungen und Aquarelle. Der Verbleib der meisten ist ungeklärt. Zumindest 34 sind aber zugänglich im Museum Wiesbaden (vgl. das Buch über C.H. Dörrien von Regina Viereck: „Zwar sind es weibliche Hände", Frankfurt/M. 2000).

Seite **27**: Artemis mit Volutenranke (symbolisiert Macht über die Pflanzenwelt). Amphore, Athen, ca. 525 v.u.Z. Staatliche Museen Berlin.

Seite **59**: Aphrodite auf einer Gans. Mit Volutenranke (s. Anmerkung zu S. 27), flache Schale, Rhodos, 470-460 v.u.Z. Copyright: The British Museum, London.

Seiten **64, 69, 71, 72, 76, 77, 79, 80**: nach den Lithographien in: Johann Friedrich Andreas Eichelberg (1808-1871), "Naturgetreue Abbildungen und ausführliche Beschreibung aller in- und ausländischen Gewächse, welche die wichtigsten Produkte für Handel und Industrie liefern, als naturgeschichtliche Begründung der merkantilistischen Waarenkunde". Zürich 1845. (TU-Bibliothek, Braunschweig)

Seiten **74, 81**: nach den Pflanzenkupfern in: Eduard Winkler (1799-unbekannt), "Getreue Abbildung aller in den neuen Pharmacopöen (Austriaca, Borussica, Bavaria, Saxon etc. etc.) aufgenommenen Officinellen Gewaechse nebst ausführlicher Beschreibung derselben in medizinischer, pharmaceutischer und botanischer Hinsicht", Leipzig, 6. verb. Auflage 1850 (TU-Bibliothek, Braunschweig)

Seminare und Adressen

Wer an einem Seminar oder einer Kräuterwanderung mit der Autorin teilnehmen oder sie zu einem Vortrag einladen möchte, kann sich schriftlich an sie wenden: **Lilo Gaudszun**, Hoheharzstr. 22, 37449 Zorge.
Die von ihr bisher veröffentlichten Bücher
„Was Herz und Seele wärmt - Heilende Getränke ...“, „Bernstein-Kosmetik“ und „Nieren - Hüter unserer Gesundheit“, alle Aurum Verlag, sind im Buchhandel erhältlich.

Sambuca e.V., Netzwerk für altes und neues Heilpflanzenwissen, Bergstr. 85, 71579 Spiegelberg, Tel. 07194-953300. Auch hier gibt es ein interessantes Seminarangebot im Zusammenhang mit Heilpflanzen. Sambuca gestaltet auf Anfrage auch Seminare und Vorträge bundesweit.

Naturpädagogischer Buchversand, Hochwiesenweg 40, 73733 Eßlingen. Spezialisiert auf Literatur rund um Heilpflanzen und Natur.

Artemisia, Bioland-Betrieb, Untere Guldenstr. 28, 79346 Endingen, Fon und Fax 07642-923370. Versand von Heil- und Duftpflanzen, Wildkräutern, Küchenkräutern u.a.

La Luna, Demeter Heilkräutermanufaktur, Herrenstr. 12, 77948 Friesenheim-Schuttern. Anbau und Versand von Kräutern.

Lied der Erde e.V. Ein Ort für ganzheitliches Heilen und Lernen. Hier feiern Frauen Jahreskreisfeste. Und am selben Ort gibt **Amei Helm** Seminare zu Bach-Blüten in Verbindung mit Tänzen und Liedern (vgl. Seite 143).
Eichendorffstr. 21, 31177 Hönnersum bei Hildesheim. Tel. 05127-6548

Amei Helm und Gila Antara: **HEALING JOURNEY** - HEILREISE. Lieder, Tänze, Bach-Blüten, 120 S., 28 Lieder, Buch mit 2 CDs und einer Fülle von Anregungen für die Gruppenarbeit und den eigenen Weg. Euro 34,80. ISBN 3-9801010-8-8

Carolyn Hillyer: **TRAUMWISSEN**. Begegnungen mit 13 weisen Frauen 160 S. mit 13 ganzseit. s/w-Abb. und CD mit 13 Trance-Tanz-Gesängen (Texte dazu in Deutsch und Englisch). Euro 30,50. ISBN 3-9801010-7-X.

Amei Helm: **MÖGE HEILUNG GESCHEHEN**. Lieder, Tänze und Rituale zur Heilung der Erde und ihrer Kinder. Mit Musik-CD von Monika Wunram, Amei Helm und Gila Antara. Euro 25,80, ISBN 3-9806542-8-1

Elisabeth Wieser und Heidemarie Krolak: **FRAUENPASSION**. "Ein Appell an jede Frau, ihrer eigenen Kraft und Intuition zu vertrauen." – Bild-Text-Band, vierfarbig, 136 Seiten, gebunden, Euro 22,50. ISBN 3-9801010-6-1

Amei Helm: **BEAUTIFUL PLANET** - SCHÖNE ERDE. Singen und Tanzen mit Pflanzen. Mit Liedtexten, Tanzanleitungen und Musik-CD von Monika Wunram, mit Amei Helm und Gila Antara. Euro 23,90. ISBN 3-9806542-4-9

Sheila Farrant: **DIE KRAFT WEIBLICHER SYMBOLE.** "Außerordentlich anregend und Augen öffnend!" 280 S., reich illustr., Euro 17,90. 3-9801010-2-9

WE'MOON-Almanach - ein Jahrbuch und astrologischer Mondkalender für Frauen, die im Einklang mit den Kreisläufen der Natur leben wollen. Deutsch-engl. Ausgabe. – 2002: Den Planeten behüten. 2003: Große Mutter. 256 Seiten, sehr viele Abb., Euro 16,50

Labyrinth

Labyrinth Verlag Gisela Ottmer
Holbeinstraße 5, 38106 Braunschweig,
Tel. 0531 - 64 259, Fax 0531 - 681358